高职高专校企合作活页式教材

中药调剂
综合技能训练

（第二版）

赵珍东　邓晓迎　蓝永锋　主编

化学工业出版社

·北京·

内容简介

《中药调剂综合技能训练》是针对中药学、中药制药、药品经营与管理、药学等专业实践课"中药调剂综合实训"开发的活页式教材。本教材紧密结合中药调剂岗位设计内容，基于提升岗位职业能力，强化实践技能教学之目标，按照中药传统技能、中药调剂员大赛关联项目要求，设计中药饮片调剂实训项目（岗位任务包括中药调剂工作认知、处方审核、处方计价、中药处方调配、复核与包装、发药交代）、中成药调剂实训项目（岗位任务包括中成药调剂工作认知、中成药问病荐药技术、常见疾病用药推荐），注重学生职业道德、工作作风和敬业精神的培养，书中内容体现了党的二十大报告中"促进中医药传承创新""推进健康中国建设"的理念。

本教材适合高职、中职在校生强化实践技能；适合医院药房、社会药店人员调剂岗前培训；适合医药卫生类职工、成人教育的技能培训等。

图书在版编目（CIP）数据

中药调剂综合技能训练/赵珍东，邓晓迎，蓝永锋主编. —2 版. —北京：化学工业出版社，2023.9
ISBN 978-7-122-43716-7

Ⅰ.①中… Ⅱ.①赵… ②邓… ③蓝… Ⅲ.①中药制剂学-教材 Ⅳ.①R283

中国国家版本馆 CIP 数据核字（2023）第 116717 号

责任编辑：蔡洪伟　　　　　　文字编辑：丁　宁　药欣荣
责任校对：王鹏飞　　　　　　装帧设计：关　飞

出版发行：化学工业出版社
　　　　　（北京市东城区青年湖南街 13 号　邮政编码 100011）
印　　装：中煤（北京）印务有限公司
787mm×1092mm　1/16　印张 8¼　彩插 3　字数 187 千字
2023 年 11 月北京第 2 版第 1 次印刷

购书咨询：010-64518888　　　售后服务：010-64518899
网　　址：http://www.cip.com.cn
凡购买本书，如有缺损质量问题，本社销售中心负责调换。

定　　价：36.00 元　　　　　　版权所有　违者必究

编审人员名单

主　编：赵珍东　　广东食品药品职业学院
　　　　邓晓迎　　广东食品药品职业学院
　　　　蓝永锋　　北京同仁堂广州药业连锁有限公司

副主编：陈少珍　　广东岭南职业技术学院
　　　　路立峰　　山东药品食品职业学院
　　　　伍卫红　　广东江门中医药职业学院
　　　　龙凤来　　杨凌职业技术学院

参　编：(按姓氏笔画排序)
　　　　丁　盈　　湖南食品药品职业学院
　　　　吕建军　　山西药科职业学院
　　　　刘　佳　　广东食品药品职业学院
　　　　刘　瑶　　广东食品药品职业学院
　　　　肖　巍　　广州养和医药连锁股份有限公司
　　　　宋　涛　　广东省食品药品职业技术学校
　　　　郑　佳　　乐山职业技术学院
　　　　郑慧芝　　湖南食品药品职业学院
　　　　谢小霞　　广东食品药品职业学院

主　审：徐纪文　　佛山市美康信医药有限公司

前言

本书第一版于 2018 年出版后，在全国多所职业院校广泛使用，得到了使用学校的认可与好评，近年来，随着中药产业和信息技术的快速发展，随着职业教育改革的深入推进，本书中的许多内容已经不能满足当前的教学需求。在此背景下，本书编写人员收集了使用学校的意见，结合多年来的教学情况，对本书进行了修订再版。本次修订按岗位任务的模式组织内容，将涉及《中华人民共和国药典》的部分更新为 2020 年版的内容，引入了"项目导入、任务引入、技能赛点、专家点拨"等特色栏目，更加符合当前职业教育的教学需求。新版教材更加注重学生职业道德、工作作风和敬业精神的培养，体现了党的二十大报告中"促进中医药传承创新""推进健康中国建设"的理念。

本次修订采用活页式印刷方式，与行业企业、中药传统技能、中药调剂员等技能竞赛、中药调剂员职业资格考试相对接，实现教学过程与生产过程的对接，着力培养学生从事中药调剂岗位的职业技能。

本教材是校企合作开发的成果，修订后的教材具有以下特点：一是选取教学内容与职业岗位能力的通融性，学岗互通。以行业、企业的中药调剂职业岗位能力为基准，校企合作，学生学习的内容与工作对接，通过工作巩固所学的知识。二是与职业技能大赛结合，课赛融通。在认真分析中药传统技能大赛、中药调剂员大赛有关中药调剂项目核心技能的基础上编写内容，为参赛学生、指导教师节约实训成本，备赛效率得以提高。三是与中药调剂员职业资格考试相结合，课证融通。教学内容选取与考取中药调剂员技能等级的内容相结合，学生学习的过程就是考证复习的部分内容，提高复习效率。四是以《中华人民共和国药典》（2020 年版）为标准，精准总结核心内容。为了使学生能科学、规范地使用药物，减少用药差错，编写时在药物特殊处理、用法用量、使用注意等方面，与药典内容保持一致。这为学生职业生涯中岗位培训、卫生系列职称考试、药学职称考试、终身学习等奠定基础。

本教材适合高职、中职在校生强化实践技能选用；也可作为医院药房、社会药店人员调剂岗前培训教材；还可用作医药卫生类职工、成人教育的技能培训等。

本教材承佛山市美康信医药有限公司徐纪文中药师的详细精准审核，并提出宝贵意见。编写过程中，参照行业、企业、院校同行专家的相关著作，全国中医药职业教育教学指导委员会、中国医药教育协会职业技术教育委员会有关中药传统、中药调剂员等技能竞赛方案，同时本教材得到了广东食品药品职业学院中药学、中药制药、药品经营与管理、药学等专业在校生、毕业生的大力支持，并从使用、实用方面提出了宝贵建议和意见，这也正是本书编写的力量源泉，在此深表谢意。

本教材的编写基于编委会校企人员的集体智慧，基于对相关专业学生可能所从事的中药调剂职业岗位能力的分析，基于主编近几年对"中药调剂综合实训"的不断思考，精选教学内容，实用性强，通过认真学习和实践定能提高学生的中药调剂综合技能。但限于编者水平，书中难免存在疏漏，恳请广大同仁和读者不吝赐教。

《中药调剂综合技能训练》编写组

2023 年 8 月

中药调剂综合实训的要求及注意事项

1.中药调剂综合实训以"实用方剂与中成药"课程为基础，强化相关理论知识的应用，提高审方、调剂与问病荐药的操作能力，为学生走向药房及药店调剂员、营业员、购销员等岗位做好相应准备。实训前应做好知识复习。

2.综合实训应准时就位，遵守课堂纪律，听从指导老师的安排，明白每一项目的要求后方开始操作，有不清楚、不明白之处要及时提问。

3.调剂操作实训以个人反复练习为主，可两位同学配合做好调剂、复核的工作，相互纠正错误；调剂的工具应按要求放置：戥秤成套挂在由上至下第二排药斗的把手上；练习处方叠齐放在调剂台上；大小包装纸分别叠齐后收纳在调剂台下方第一排抽屉；处方调剂练习后的饮片应分类放回原来的药斗以便循环利用；练习包装选择单味饮片，完成后解散包装回收饮片与包装纸。

4.成药陈列及问病荐药以小组为单位进行练习，应在实训前做好分组分工。练习的药盒应加以爱护，切勿涂画损伤。陈列要求分科、证型明确，摆放整齐。问病荐药按分工选定两位同学分别扮演店员和患者角色，按症状和分析思路完成两者之间的对话。如有不足之处小组其他同学可作补充，负责完成实训报告的同学则根据组员的表现及老师点评按格式完成实训报告，按时提交。

5.综合实训成绩评定以问病荐药的小组表现及调剂操作的个人表现相结合来确定。

目 录

实训项目一
中药饮片调剂

【学习目标】

- 知识目标：

1.掌握处方类型及书写格式；掌握中药饮片调剂的基本程序。

2.熟悉中药调剂设施及工具，中成药调剂基本流程，实训周项目计划安排和要求；熟悉中药调剂室管理制度。

3.了解处方应付常规。

- 技能目标：

1.学会综合应用中医药知识进行审方，能熟练进行中药饮片调剂。

2.能熟练进行处方书写，维护中药调剂工具，按照中药调剂管理制度等管理药店药房。

- 素质目标：

1.培养学生学习传统中药调剂文化知识，热爱中药调剂岗位，具有良好的用药责任意识，继承和发扬中药特色技术。

2.培养学生熟练操作的基本技能，做到精益求精，助力推进健康中国建设。

3.培养学生归纳总结、终身学习的能力。

【项目导入】

- **情境描述：** 张某，男，55岁。拿着一张处方走进药店，因多个药物不认识，如鼠黏子、仙遗粮、仙灵脾等药，寻求店员帮助。店员看完后，详细进行了解答，张某终于搞清楚了是什么药。

- **情境分析：** 现实生活中，有些医生开的处方，药名难辨认，上述方中医生用了中药别名，如土茯苓（仙遗粮）、牛蒡子（鼠黏子）、淫羊藿（仙灵脾）等，这些别名具有中医药知识的人是不难辨认的。

- **讨论：** 常用中药的别名有哪些？

- **学前导语：**《中华人民共和国药典》（简称《中国药典》）、国家医药管理部门发布的部颁药品标准以及各省、自治区、直辖市颁布的地方标准中收载的中药名称，为中药正名。中药除了正名外，就是别名。部分药物别名经历代相继沿用传承，调剂人员应熟记常用药物的别名，如仙灵脾、国老、川军、苏荷等，有些药物别名有多个，如双花、二花、银花、忍冬花；大力子、牛子等。

岗位任务一

中药调剂工作认知

一、任务引入

从事中药调剂工作要知晓中药调剂室的设施和工具，做好调剂室斗谱的排列，会查斗和装斗，保持环境卫生，明确特殊中药存放要求，明确实训周授课内容安排。

现有戥秤，其构造如何？如何规范使用戥秤？

现有中药饮片，山药、天花粉、西洋参、菟丝子、沙苑子、丁香、鹿茸、郁金、五灵脂、冬虫夏草、白附片、法半夏、熟地黄、制川乌、青黛、蒲黄、瓜蒌、西红花、玄明粉、人参、川贝母、罂粟壳，这些中药应该如何保管呢？

二、任务学习

中药调剂是调剂人员在中医药理论指导下，据医师处方或患者需求，将中药饮片或中成药调配供患者使用的过程，是一项负有法律责任的专业操作技术。中药调剂是中医药学的重要组成部分，根据中药调剂所配中药性质的不同，主要分为中药饮片调剂和中成药调剂。在工作岗位中，熟悉中药调剂的基本设施，中药斗谱排列、查斗、装斗；正确使用调剂工具均是中药调剂综合实训应掌握的基本技能。

（一）中药调剂室常用设施和工具

中药饮片调剂在多数中药零售经营企业和医院中药房仍以传统模式进行；中成药调剂工具相对简单，在此一并介绍。中药调剂的基本设施有中药饮片斗柜、调剂台、贵细药物柜、毒性中药柜、成药柜、药架等设施，主要工具有戥秤、天平、冲筒、铁碾船等。上述物品，应因地制宜，放置整齐、美观、大方，易于操作。

1. 中药药柜

中药药柜大多是抽屉式结构的组合柜，一般一个柜子设横7层，竖8层，俗称"横七竖八"，最下一层常设数个大抽屉，主要用于放置质地疏松，体积较大的中药（如香薷、竹茹、夏枯草等）。放置药物时，质地较重者放下层，常用者放中央层，质地较轻者放上层。一般情况下一个抽屉设置2～3个格，抽屉中的格俗称药斗。在学校调剂实训室，中药药柜多为木质，三大组，十二小组，每个药斗独立，厚度为14mm，质量上乘。

2. 调剂台

调剂台是调剂人员调配处方的操作台，又称柜台，一般置于调剂室与候药室中间。传统调剂台多为木料制作，也可选用不锈钢板和木料组合制成。一般高约100cm，宽约60cm，其长度应按调剂室大小确定。在调剂台内侧安装大抽屉，用于存放调剂用品及部分中药饮片。

3. 贵细中药柜和毒性中药柜

贵细中药柜往往有门锁，主要是存放价格昂贵或者稀少的中药，比如麝香、牛黄、西红花、羚羊角、冬虫夏草等。本类药物需要专人管理，负责销售后记账，定期查验，若发现短缺药物，需要查找原因，比如冬虫夏草，在管理时负责销售人员可按条数配发，月末时查验条数以便对账。

毒性中药柜存放有毒性的中药，如砒霜、雄黄、生川乌、生甘遂等药物，需要门锁加固，由于毒性中药用量较少，需要在医师的指导下使用，只有有经营资格的药店才配备销售。

4. 计量工具

（1）戥秤　戥秤俗称戥子，是中药饮片调剂的最常用的计量工具。根据称量值的不同，可分为克戥、毫克戥。克戥主要用于调配一般的中药饮片，毫克戥主要用于调配一些细料类贵重中药。对于后者，用于细料、贵重和剧毒药的称量，现在大多弃用，往往使用更精密的电子秤。

① 戥秤的构造：戥秤是一种单杠杆不等臂秤器，主要由戥杆、戥盘、戥砣、戥钮、戥星等组成。戥砣和戥盘用金属制成，戥杆的材料可由铜、塑料、木质或骨头制成。戥杆上面、内侧面用铜或铅嵌成两排小点以指示分量，称为"戥星"。戥钮有两个，靠左侧的叫"里钮"（也称"前毫"），里钮的戥星（内侧面）一般从1g开始（定盘星在外），每隔一粒星为1g，以此类推，到杆梢大多为70g，用以称较轻的物品（小于等于50g）；靠右侧的戥钮叫"外钮"（也称"后毫"），其戥星一般从50g开始（没有定盘星，称取大于50g药材用），每10g用5粒星表示，每颗星表示2g，至杆梢大多为250g。

② 戥秤的使用：使用时必须熟悉戥杆上指示称量值的二排戥星，然后校验定盘星，以确定戥杆平衡度，即"校戥"，称量时以此平衡为准。其使用要领是：用左手虎口和食指、中指挟持戥杆，无名指、小指拢住戥绳；戥盘靠近药斗，右手拉斗抓药，手心向上将药取出，至戥盘上方翻手放药；右手提钮使戥盘悬空，左手拇指、食指将戥绳移至所需重量的戥星上，左手稍离开戥杆，提戥齐目，当戥杆取得平衡时，戥星的指数即是所称药物的重量。

③ 戥秤使用时要注意：戥砣的重量是固定的，每个戥秤的砣、盘不能随意替换；戥盘与戥杆连接的三条绳（或金属链）长度相同，全面展开时戥盘呈水平状态；要轻拿轻放，保持干净；有条件时最好每年一次到标准计量单位检查戥秤的准度。

④ 戥秤的保养：要做到轻拿轻放，避免盘、砣、杆、刀口碰撞损伤；保持干燥洁净，避免金属部分生锈；戥绳永远要套在戥杆上；最好每年做一次校验，以保证准确。

（2）架盘天平　由托盘、横梁、平衡螺母、刻度尺、指针、刀口、底座、分度标尺、游码、砝码等组成。使用时：①将架盘天平放在平稳的工作台上，观察天平的称量以及游码在标尺上的分度值；②将游码放在标尺左端的零刻度线处；③调节天平平衡螺母使指针指在分度盘的中线处，此时横梁平衡；④把被测物体放在左盘里，用镊子向右盘里加减砝码，并调节游码在标尺上的位置，直到横梁恢复平衡；⑤被测物体的重量为盘中砝码总重量＋游码在标尺上所对的刻度值。要注意：①室内温度应保持在 15～30℃ 内，不受震动、气流及其他强磁场的影响，避免阳光直接照射；②不要放过冷过热的物品，不可过载；③被测物体放在左盘，砝码放右盘，添加砝码应该按照"先大后小"的原则，且使用专业镊子添加砝码；④天平的左右秤盘不能互换，以免影响称量；⑤称量易挥发和具有腐蚀性的物品时，要盛放在密闭的容器中，以免腐蚀和损坏天平。

（3）盘秤　盘秤是一种自行指示秤，主要用于称量 500g 以上的药物。称量时，将盘秤放在平稳的工作台上，调节调变旋钮，使指针指向字盘"0"位，然后将药物放在托盘上，指针显示重量即为药物重量。

（4）电子秤　电子秤属于衡器的一种，根据分类标准的不同，有多种规格和种类。电子秤主要由承重系统（如秤盘、秤体）、传力转换系统（如杠杆传力系统、传感器）和示值系统（如刻度盘、电子显示仪表）3 部分组成。中药饮片的称取采用记重电子秤，具备去皮、改变皮重、清除皮重功能。使用时，将电子秤置于水平台上，打开电源后预热 10min 左右，然后按归零键和去皮键，将需要称量的药物放在秤盘上，读数即为药物的重量。

5. 碎药工具

（1）冲筒　冲筒又称捣筒、铜缸子，用于某些中药临配前的捣碎处理，如栀子、砂仁、川楝子等。冲筒由缸体、杵棒、缸盖组成，制作材料有铜制、铁制两种。使用时，要用软毛刷或者干净软布擦拭缸内和杵棒，放入需捣的药材，一手扶持缸体，另一手提起杵棒，用手腕的"甩劲"（爆发力）捣下，做到每次用力均匀有节奏，捣时要常换杵头方向，使缸内药材均匀受力，粉碎后的颗粒大小相近。

（2）铁碾船　是我国传统碾药用具之一，主要用于制取较大量的药材粉末。操作时，先将船型槽放在地上，将碾盘放入，来回滚动将药物碾碎，过筛后获得细粉。碾药时，要注意清洁卫生，穿好清洁服，不要把杂质带入槽内。

（3）小型粉碎机　又叫打粉机，能快速粉碎各种较硬药物，如三七、灵芝、西洋参、珍珠等，适用于各中药房、药店、中药加工场等。本机具有体积小、效率高、操作简便、省电安全等特点，是制胶囊药丸的最理想粉碎设备。

（4）乳钵　乳钵亦称研钵，有玻璃制、金属制、瓷制等几种，用于研磨或水飞朱砂、雄黄、珍珠等质硬、量小而又贵重的药材，制成极细粉末。

（5）小钢锯和钢锉　均是调剂常用的粉碎设备，用于将沉香、苏木、降香、檀香、鹿茸、羚羊角等质硬块大的药材锯成小块或锉成粉末。

（6）剪刀　用来剪碎竹茹、丝瓜络、枇杷叶等质软体大的药物。

6. 其他

（1）清洁用具　常用的中药调剂的饮片洁净工具有刷子、鸡毛掸子、软布等。

（2）包装用具　大小不等的包装纸、纸袋或塑料袋、捆扎绳、订书机（纸袋封口用）等。

（3）鉴方　古代称镇纸，或称镇尺，用来压处方的长方木块。现代也可用大理石制作鉴方。

（二）中药调剂室斗谱排列、查斗和装斗

中药药斗是盛放饮片必不可少的容器。药斗里储备一定量的药品，主要是供调配门诊和住院医师处方使用。中药调配以饮片为主，一般常用药以贮存一日用量为宜，不常用品种，装一斗够多日调配。但大型药店和中医医院，中药调剂业务繁忙，部分常用中药饮片需要不断补充。调剂室应指派人员每日检查药斗是否已空，对短缺品种及时登记，及时补充饮片，此项工作俗称"装斗"。装斗是确保调剂进行的重要环节。

1. 中药调剂室的斗谱排列

中药斗谱就是药柜中中药饮片存放顺序的规律，一般要根据本地区、本单位用药的特点来编排。虽各家药店、医院斗谱编排不完全统一，但基本一致。

斗谱编排是否科学、合理，直接影响配方效率和质量，但一般都是根据各药使用的不同频率以及药物的性质来安排。不论是药品经营企业还是医院药房，都要重视科学编排中药斗谱。实际上中医处方遣药多以历代传统名方为基础，根据患者病情加减，因此在饮片摆放时尽量将处方中经常配伍应用的饮片存放在一起，便于调剂以提高工作效率。

（1）斗谱编排原则

① 药物性能相类似、配伍中常用药物（药对）、同一药物不同炮制品可同放于一个斗中。例如功效类似的，如金银花、连翘；荆芥、防风；桃仁、红花；川芎、当归；紫菀、款冬花；砂仁、豆蔻；知母、黄柏；猪苓、茯苓；陈皮、青皮。炮制药材，如生栀子、炒栀子；生黄芪、炙黄芪；甘草、炙甘草；生黄芩、酒黄芩；生首乌、制何首乌等。

② 常用药物应放在斗架的中上层，便于称取。常用药物如桂枝、荆芥、防风、菊花、柴胡、黄芩、栀子、金银花、连翘、当归、白芍、川芎、地黄、甘草、桔梗、党参、白术等宜放在中上层。

③ 质地较轻且用量较少的药物应放在斗架的高层。如木贼、卷柏、密蒙花、谷精草、月季花、白梅花、佛手花、代代花、厚朴花、九香虫、苦楝皮等。

④ 质地沉重矿石、化石、贝壳类药物和易于造成污染的药物（如炭药），多放在斗架较下层。如磁石、赭石、石膏、寒水石、海蛤壳、藕节炭、槐花炭、茅根炭、地榆炭、棕榈炭等。

⑤ 质地松泡且用量较大的药物，多放在斗架最低层的大药斗内。如薄荷、竹茹、茵陈、荷叶、艾绒、通草、丝瓜络、夏枯草、紫苏叶、灯心草等。

（2）斗谱药物的书写

① 功能相近的药物可写一起，如荆芥、防风；金银花、连翘；知母、黄柏；牡丹皮、赤芍；桔梗、前胡；龟板、鳖甲；紫菀、款冬花；砂仁、豆蔻；生龙骨、生牡蛎等。

② 配伍同用可写一起，如麻黄、桂枝；辛夷、苍耳子；火麻仁、郁李仁；酸枣仁、

远志；党参、黄芪；桃仁、红花；陈皮、青皮；杜仲、续断；泽泻、猪苓；山药、薏苡仁等。

③ 同出一源可写一起：将源于一种物质的数种药或者同属于一类物质的数药组合，如同一药物的不同炮制品，常同放一斗。如生栀子、炒栀子；黄芩、酒黄芩；生黄芪、炙黄芪；生甘草、炙甘草；炒白术、土白术；生内金、炒内金；生薏苡仁、炒薏苡仁；炒槟榔、焦槟榔；生牡蛎、煅牡蛎；何首乌、制何首乌等。

④ 名如兄弟可写一起，把名称如同兄弟的药物组合在一起，如黄连、黄柏、黄芩；野菊花、黄菊花、白菊花等。

常用斗谱排列参考表 1-1、表 1-2。

表 1-1　斗谱排列参考表（一）

高良姜 荜茇 荜澄茄	白附子 天南星 胆南星	乌梢蛇 全蝎 蛇蜕	路路通 猪牙皂 皂角刺	煨肉蔻 草果 草豆蔻	檀香 降香 苏木	常山 柿蒂 诃子肉	乌梅 五倍子 山楂
肉苁蓉 锁阳 巴戟	附子 狗脊 仙茅	肉桂 杜仲 续断	炮姜炭 五灵脂 干姜片	壳砂仁 广砂仁 豆蔻衣	秦皮丝 白头翁 椿根皮	鸡血藤 海风藤 络石藤	地枫 千年健 刘寄奴
生甘草 炙甘草 太子参	木蝴蝶 金樱子 百合	白果 五味子 马兜铃	冬花 杏仁 紫菀	生麻黄 炙麻黄 桂枝	栝楼壳 栝楼仁 薤白	生桑皮 炙桑皮 地骨皮	陈皮 青皮 佛手
台党参 路党参 明党参	北沙参 生黄芪 炙黄芪	生白术 焦白术 苍术	川贝母 浙贝母 知母	清半夏 法半夏 姜半夏	葶苈子 紫苏子 白芥子	旋覆花 穿心莲 枇杷叶	白鲜皮 地肤子 败酱草
茯苓 茯神 赤茯苓	白芍 川芎 当归	熟地 生地 山药	细辛 白芷 防风	淡豆豉 荆芥 紫苏叶	牛蒡子 玄参 板蓝根	鱼腥草 射干 山豆根	大青叶 马勃 土牛膝
泽泻 丹皮 山萸肉	莱菔子 生薏苡仁 炒薏苡仁	白前 前胡 白薇	金银花 连翘 桔梗	生山栀 炒山栀 焦山栀	黄芩 黄连 黄柏	生枳壳 炒枳壳 炒枳实	乌药 青皮 沉香
丹参 茜草 泽兰	赤芍 红花 桃仁	延胡索 郁金 香附	焦神曲 焦谷芽 炒麦芽	穿山甲 王不留行 漏芦	鸡内金 龟板 鳖甲	忍冬藤 夜交藤 伸筋草	麻黄根 糯稻根 浮小麦
硼砂 明矾 枯矾	生石决明 煅石决明	煅龙骨 生龙骨 生龙齿	生牡蛎 煅牡蛎	赭石 磁石 花蕊石	生瓦楞子 煅瓦楞 寒水石	生石膏 煅石膏	玄明粉 芒硝 滑石粉
紫苏叶	丝瓜络	薄荷	艾叶	大腹皮	竹茹	通草	灯心草

表 1-2　斗谱排列参考表（二）

山慈姑 鸦胆子 四季青	泽兰叶 鸡冠花 血见愁	大青果 芜蔚子 天竺黄	藿香梗 广藿香 香薷	白胡椒 白豆蔻 红豆蔻	雷丸 黑牵牛子 白牵牛子	南瓜子 榧子 使君子	莲子肉 白扁豆 芡实
广木香 川木香 青木香	阿胶块 阿胶珠 棕榈炭	白茅根 丹皮炭 蒲黄	大蓟 小蓟 地榆炭	京三棱 莪术 姜黄	姜黄 公丁香 母丁香	覆盆子 益智仁 胡芦巴	金樱子 楮实子 沙蒺藜
川楝子 荔枝核 橘核	海螵蛸 桑螵蛸 川牛膝	羌活 独活 五加皮	汉防己 木瓜 威灵仙	穿山龙 制川乌 制草乌	桑枝 桑白皮 桑寄生	藁本 辛夷 桑叶	胡麻仁 黑芝麻 桑椹子
小茴香 吴茱萸 大茴香	枸杞子 女贞子 桂圆肉	菟丝子 补骨脂 墨旱莲	何首乌 黄精 玉竹	酸枣仁 远志 合欢花	石菖蒲 节菖蒲 柏子仁	天门冬 麦门冬 石斛	怀牛膝 杜仲 续断
薄荷 钩藤 僵蚕	柴胡 银柴胡 醋柴胡	蒲公英 紫地丁 紫草根	胡黄连 芦荟 马齿苋	川黄连 姜黄连 吴茱萸	生大黄 酒大黄 番泻叶	火麻仁 郁李仁 莱菔子	秦艽 天麻 木瓜
谷精草 青葙子 蔓荆子	白菊花 草决明 龙胆草	紫苏 苏梗 苏叶	百部 苦参 川椒	芦根 竹茹 佩兰	木通 石韦 车前草	海金沙 瞿麦 萹蓄	槐花 槐角 血余炭
黄药子 白药子 红药子	十大功劳叶 千里光	玉米须 赤小豆 冬葵子	茵陈蒿 青蒿 半边莲	泽兰 益母草 月季花	仙鹤草 白茅根 侧柏叶	白及 苎麻根 艾叶	当归炭 茜草炭 藕节炭
紫石英 白石英 铜绿	地蝼蛄 水蛭 虻虫	金礞石 白石脂 赤石脂	海藻 海带丝 昆布	露蜂房 壁虎 刺猬皮	石榴皮 苦楝皮 紫荆皮	木鳖子 蓖麻子 大枫子	炉甘石 明雄黄 血竭
夏枯草	茵陈	大青叶	通草	蝉蜕	荷叶	金钱草	艾绒

2. 查斗

通过查斗了解药斗中的药量剩余，以便装斗。检查时主要关注日间消耗量、短缺品种、药品有无串斗、有无生虫变质等情况。要做好记录，以便随时补充药品。

3. 装斗

按照斗谱安排，根据查斗的记录结果，及时补充药品。装斗时，注意要核对药与名签是否相符，装量时不要过满，对于细粉、细小种子药品，如蒲黄、青黛、滑石粉、车前子、葶苈子等，可先垫纸盛装。药材使用时应先入者先出，将新添饮片放在下面，原有的置于上层。

（三）中药调剂室的环境卫生

1. 调剂室的环境要求

中药饮片调剂室用房面积（包括审方、调配、发药、药材储存等）应与调剂工作量相适应，墙壁简单、墙角呈圆弧形，以免积聚尘埃，便于清洁。调剂室应配备有通风、调温、调湿、五防（防潮、防霉、防火、防鼠、防水）等措施。室内采光良好，温湿度适宜，一般温度控制在22～26℃，相对湿度控制在35％～75％。照明不能太暗，并设有防尘装置，保持空气清新，室内太多粉尘积聚易导致过敏。

2. 调剂室的环境卫生

调剂室设专人对环境进行有效管理，要保持药架、地面、调剂台面以及整体环境的清洁，员工休息、更衣区域要分开，食物等个人物品要与药物分离，药物包材要及时处理，确保调剂室环境整洁、干净、无粉尘。在调剂室，禁止进食、吸烟、大声喧哗。调剂用具应定期擦洗、消毒，称量或配置毒药的器具应专用或用后清洗干净。调剂人员须穿工作服，戴工作帽、口罩；调配前要洗手、擦干，防止污染药物。

3. 调剂室的清场管理

调剂完毕后，卫生衡器用后按规定位置摆放；检查药斗是否推回，清扫调剂台，打扫实训室，关闭水、电、门、窗。

（四）特殊中药的存放

对于特殊中药的存放，装斗时应注意以下事项。

（1）形状类似但功效各异的药物，不能装于一个药斗中。如炙甘草与炙黄芪；山药与天花粉；菟丝子与沙苑子；蛇床子与地肤子；知母与玉竹等。

（2）为配伍禁忌的药物的饮片，不能装于一斗或上下药斗中。如相畏饮片芒硝（包括牙硝、朴硝、玄明粉）与三棱；丁香（母丁香）与郁金；人参与五灵脂；肉桂（官桂）与石脂（赤石脂和白石脂）；相反饮片如乌头类（附子、川乌及草乌及炮制品）与半夏各种炮制品、瓜蒌（瓜蒌皮、瓜蒌子、瓜蒌仁霜及天花粉）；甘草与京大戟、红大戟、甘遂、芫花；藜芦与人参、党参、西洋参、丹参、玄参、苦参、白芍、赤芍、细辛、北沙参、南沙参等。

（3）为防止灰尘污染，有些中药不宜放在一般药斗内，宜存放在加盖的瓷罐中。如熟地黄、青黛、玄明粉、龙眼肉、蒲黄等，以保持清洁卫生。

（4）贵细药品应设专柜存放，专人管理，必要时每天清点。如西红花、人参、西洋参、鹿茸、麝香、海马、川贝母、冬虫夏草等。

（5）毒麻中药须按《医疗用毒性药品管理办法》和《麻醉药品管理办法》规定的品种和制度存放，必须专柜、专锁、专账、专人管理，严防意外事故发生。如川乌、草乌、斑蝥等27种毒性中药和麻醉中药罂粟壳。

（五）实训周授课内容安排

根据学时确定，以实训一周（30学时）为例，安排见表1-3。

表 1-3 一周实训安排表

编号	项目	任务	知识要求	能力要求	实训报告要求	学时
1	实训项目一	岗位任务一、二、四、五	1. 实训项目介绍、计划安排; 2. 实训操作要求; 3. 饮片斗谱、审方、调剂、包装捆扎要点	1. 能说出中药调剂流程; 2. 能熟练出斗谱,开展饮片调剂; 3. 知晓实训安排; 4. 领悟中药调剂工作基本认知		2
	实训项目二	岗位任务一、二	1. 实训操作要求; 2. 实训报告书写; 3. 同病荐药的一般过程及特殊人群的用药特点; 4. 中成药品陈列	1. 熟悉同病荐药流程; 2. 能说出药店药品分类上架情况; 3. 知晓特殊人群用药需求与特点; 4. 了解医院药房、药品储存设施		2
2	实训项目二	岗位任务三	1. 内科(外感、肺系病证)的同病荐证要点; 2. 小儿感冒用药特点; 3. 暑湿感冒(季节性)特点; 4. 实热证用药特点; 5. 感冒、咳嗽、热证同病荐药	1. 根据小组讨论结果,对病例进行初步辨证,基于病情需要确定中成药、西药品种;找到一到两种作为用药方案,并说明使用注意事项; 2. 根据病例进行小组讨论,设计同病荐药过程	1. 明确实训目的和方法; 2. 分析病证,设计方药,注意方剂的煎服方法及中成药的选用; 3. 设计同病荐药情境; 4. 书面报告整洁,内容有条理	2
	实训项目一	岗位任务二、四、五、六	1. 内科(脾胃病证)常用中药处方调配; 2. 内科(外感、肺系病证)发药药嘱	能对相关处方进行审核,并按方调剂、包装捆扎、发药		2
3	实训项目二	岗位任务三	1. 内科(脾胃病证)同病荐证要点及选药思路; 2. 老年人便秘、腹泻用药特点; 3. 小儿腹泻用药特点; 4. 便秘、腹泻胃痛同病荐药	1. 根据小组讨论结果,对病例进行初步辨证,基于病情需要确定中成药、西药品种;找到一到两种作为用药方案,并说明使用注意; 2. 根据病例进行小组讨论,设计同病荐药过程		2
	实训项目一	岗位任务二、四、五、六	1. 内科(脾胃病证)常用中药处方调配; 2. 内科(脾胃病证)发药药嘱	能对相关处方进行审核,并按方调剂、包装捆扎、发药		2

编号	项目	任务	知识要求	能力要求	实训报告要求	学时
4	实训项目二	岗位任务三	1. 内科（虚劳病证、心脑病证）的同要点及选药思路； 2. 虚劳病证用药方案、同病荐药 3. 头痛、失眠用药方案、同病荐药	1. 根据小组讨论结果，对病例进行初步辨证，基于病情需要确定中成药、西药品种；找到一到两种作为用药方案，并说明使用注意事项； 2. 根据病例进行小组讨论，设计同病荐药过程		2
	实训项目一	岗位任务二、四、五、六	1. 内科（心脑病证、虚劳病证）常用中药方调配； 2. 内科（心脑病证、虚劳病证）发药嘱附	能对相关处方进行审核，并按方调剂、发药	1. 明确实训目的和方法； 2. 分析病症，设计方药、注意方剂的煎服方法及中成药的选用； 3. 设计同病荐药情境； 4. 书面报告整洁，内容有条理	2
5	实训项目二	岗位任务三	1. 妇科、儿科常见病证的同要点及用药方案、同病荐药思路； 2. 妇科常见病证（痛经、带下病）用药方案、同病荐药； 3. 儿科常见病证（外感咳嗽、脾胃病证）用药方案、同病荐药	1. 根据小组讨论结果，对病例进行初步辨证，基于病情需要确定中成药、西药品种；找到一到两种作为用药方案，并说明使用注意事项； 2. 根据病例进行小组讨论，设计同病荐药过程		2
	实训项目一	岗位任务二、四、五、六	1. 妇科、儿科常用中药方调配； 2. 妇科、儿科发药嘱附	能对相关处方进行审核，并按方调剂、发药		2

编号	项目	任务	知识要求	能力要求	实训报告要求	学时
6	实训项目二	岗位任务三	1. 五官科、骨伤科、外科常见疾病的同病 要点； 2. 阴虚咽痛、水火烫伤用药特点； 3. 五官科、骨伤科、外科疾病同病荐药	1. 根据小组讨论结果，对病例进行初步辨证，基于病情需要确定中成药、西药使用品种、找到一到两种作为用药方案，并说明使用注意事项； 2. 根据病例进行小组讨论，设计同病荐药过程	1. 明确实训目的和方法； 2. 分析病证，设计方剂、注意药、药服用的选用； 3. 设计同病荐药情境； 4. 书面报告整洁、内容有条理	2
7	实训项目一（考核）	岗位任务二、四、五、六	1. 五官科、骨伤科、外科常用中药处方调配； 2. 五官科、骨伤科、外科发药嘱咐	能对相关处方进行审核，并按方调剂、包装捆扎、发药		
7	实训项目一（考核）	中药调剂考核	中药饮片调剂相关知识	能对随机抽取的处方熟练进行审方、调配、包药捆扎		2
7	实训项目二（考核）	中成药考核	中成药调剂考核	能根据随机抽取的案例特点进行审方、并能正确推荐中成药1~2种		2
8	小结	实训总结及卫生维护	1. 实训周总结； 2. 调剂室设施日常维护	1. 清理药斗； 2. 装斗； 3. 整理中成药药盒； 4. 做好设施维护	—	2

三、技能巩固

请根据表 1-4 中药饮片调剂常用药编排斗谱。

表 1-4　中药饮片调剂常用药

类型	常用药物
解表药	麻黄、桂枝、荆芥、防风、香薷、紫苏叶、羌活、细辛、白芷、辛夷、苍耳子、薄荷、蝉蜕、牛蒡子、桑叶、菊花、柴胡、葛根、升麻
清热药	石膏、知母、栀子、淡竹叶、天花粉、芦根、夏枯草、决明子、黄芩、黄连、黄柏、龙胆、金银花、连翘、蒲公英、紫花地丁、大青叶、穿心莲、板蓝根、鱼腥草、白头翁、射干、山豆根、地黄、玄参、牡丹皮、赤芍、青蒿、地骨皮、锦灯笼
泻下药	大黄、芒硝、火麻仁、郁李仁、番泻叶、牵牛子、千金子
祛风湿药	独活、威灵仙、木瓜、防己、桑寄生、五加皮、狗脊、乌梢蛇、伸筋草、路路通、秦艽、桑枝、豨莶草、千年健
化湿药	砂仁、豆蔻、苍术、厚朴、广藿香、草豆蔻
利水渗湿药	茯苓、猪苓、薏苡仁、泽泻、车前子、滑石、木通、广金钱草、通草、海金沙、石韦、灯心草、茵陈、虎杖
温里药	附子、干姜、吴茱萸、丁香、小茴香、肉桂、高良姜
理气药	陈皮、青皮、枳实、枳壳、木香、薤白、香附、川楝子、荔枝核、乌药、佛手、玫瑰花、大腹皮、刀豆
消食药	山楂、莱菔子、神曲、鸡内金、麦芽、鸡矢藤
驱虫药	使君子、苦楝皮、槟榔、鹤草芽、雷丸、榧子
止血药	小蓟、大蓟、地榆、槐花、白茅根、侧柏叶、白及、仙鹤草、三七、蒲黄、艾叶、炮姜、茜草、蒲黄、紫珠
活血化瘀药	川芎、延胡索、郁金、乳香、没药、丹参、红花、桃仁、益母草、泽兰、牛膝、银杏叶、鸡血藤、王不留行、土鳖虫、自然铜、苏木、骨碎补、莪术、三棱、穿山甲
化痰止咳平喘药	半夏、天南星、胆南星、旋覆花、百部、白前、川贝母、浙贝母、瓜蒌、桔梗、苦杏仁、紫苏子、枇杷叶、桑白皮、竹茹、前胡、紫菀、款冬花、葶苈子、白果
安神药	磁石、龙骨、酸枣仁、柏子仁、远志、灵芝、首乌藤、合欢皮
平肝息风药	石决明、牡蛎、钩藤、石菖蒲、珍珠母、赭石、罗布麻叶、珍珠、天麻、地龙、全蝎、蜈蚣、僵蚕
补虚药	黄芪、太子参、白术、山药、甘草、绞股蓝、红景天、当归、白芍、淫羊藿、杜仲、巴戟天、菟丝子、续断、补骨脂、益智、肉苁蓉、锁阳、沙苑子、麦冬、天冬、玉竹、北沙参、南沙参、熟地黄、制何首乌、龙眼肉、百合、石斛、黄精、枸杞子、女贞子、龟甲、鳖甲
收涩药	五味子、山茱萸、麻黄根、浮小麦、乌梅、五倍子、诃子、莲子、肉豆蔻、桑螵蛸、海螵蛸、鸡冠花

四、技能赛点

　　熟练使用戥秤是参加中药类技能竞赛（中药传统技能、中药调剂员大赛）的基本功之一。使用戥秤时必须牢记戥杆上指示称量值的二排戥星，确定戥杆平衡度，按照戥杆向上或向下稍稍倾斜，必须精准熟练掌握。

　　戥秤使用时，正确的操作是左手持戥，虎口朝上，右手抓药。避免出现以下问题：①未按规定操作，部分同学左手虎口朝下，类似"打灯笼"的拿秤方式；②不认识戥秤的戥星的称量值，当中药饮片剂量超过 50g 后，还在提"里钮"，而不是"外钮"，导致药物放很多，戥杆仍不平衡；③提戥钮时，戥杆旋转几大圈，不知如何处理；④用完戥秤后，将秤随处放置，挂在药斗上时，或用力过大，导致戥杆弯曲甚至折断。

中药调剂操作前，要清洁戥秤，校戥动作交代清楚，持戥要稳。每次分戥后要及时回戥，不可一次性大把抓药。本任务的评分标准见表 1-5。

表 1-5　中药调剂技能比赛过程评分表

项目	评分标准细则	温馨提示
1.验戥准备(5 分)	着装不整洁，手及指甲不清洁者，扣 1 分	着装整洁，维持良好形象
	戥秤不清洁、药袋及包装纸摆放不整齐者，扣 1 分	拿刷子进行戥秤清洁，将药袋及包装纸摆放整齐
	持戥、校戥不规范者，扣 3 分	校戥动作交代清晰，持戥要稳
2.分戥称量(5 分)	一次未减戥秤量或大把抓药或总量称定后凭经验估分者，扣 1 分	每次减戥后要回戥，不可大把抓药

五、专家点拨

（1）清洁戥秤、校戥动作交代清楚，持戥要稳，手不抖。

（2）药物剂量务必计算准确（如某药每剂 8g，三剂是 24g，但却称了 27g），称量后逐剂复戥，不可以手代秤。

（3）要注意保护好戥秤，竞赛时自带，并带匹配的戥绳备用。

岗位任务二

中药处方审核

一、任务引入

请审核以下中药处方。

处方1：

××医院处方笺		普通处方
费别： 自费	医疗证号：202022	处方编号：20230115

姓名：__张某__　　　性别：__男__　　　年龄：__50__ 岁

门诊/住院病历号：__20220911__　　　科别（病区/床位号）：__中医科__

临床诊断：__外感风寒、郁而化热__　　　开具日期：__2023__ 年__1__月__26__日

住址/电话：__广州市××××1栋1号，172××××7886__

Rp

柴胡 15g	葛根 9g	浙贝母 9g	白芷 6g
黄芩 9g	赤芍 6g	桔梗 3g	辛夷 6g
天花粉 9g	制川乌 5g	甘草 3g	

共 3 剂

每日 1 剂，水煎 400mL，分早晚两次饭后温服

医师：__李某__　　　药价：__43.22__ 元　　　计价人：__景某__

审核：_____　　　调配：_____　　　核对、发药：_____

题号	审核项目	审核结果	得分
审核处方1	格式		
	正名		
	并开药物应付		
	配伍禁忌		
	妊娠禁忌		
	毒性中药用量		
	特殊处理药物		

岗位任务二 中药处方审核　015

处方 2:

××医院处方笺		普通处方

费别： 自费　　　　医疗证号:201034　　　　处方编号:202208154

姓名： 罗某　　　　性别： 男　　　　年龄： 33 岁

门诊/住院病历号： 20220922　　　　科别(病区/床位号)： 中医科

临床诊断： 肝胆湿热　　　　开具日期： 2023 年 1 月 30 日

住址/电话： 广州市××××1栋1号,172×××7886

Rp

龙胆草 9g	猪茯苓 12g	栀子 6g
泽泻 6g	木通 6g	绵茵陈 3g
黄柏 15g	苍白术 10g	法半夏 12g
国老 3g		

共 3 剂

每日1剂,水煎400mL,分早晚两次饭后温服

医师： 李某　　　　药价： 39.22 元　　　　计 价 人： 景某

审核：　　　　　　调配：　　　　　　核对、发药：

题号	审核项目	审核结果	得分
审核处方2	格式		
	正名		
	并开药物应付		
	配伍禁忌		
	妊娠禁忌		
	毒性中药用量		
	特殊处理药物		

二、任务学习

中药处方审核是确认处方各项内容是否齐全、准确、清楚,是一项技术性要求很高的工作,一般是由主管中药师或中药师担任。处方审核的主要点是处方前记、处方后记、处方正文书写是否规范,用药是否合理,药物有无超量,药物配伍禁忌和不合理用药,对于中药、中成药禁忌主要是审查"十八反""十九畏"和妊娠禁忌。对有配伍禁忌或者超剂量的处方,应当拒绝调配;必要时,经处方医师更正或者重新签字,方可调配。审方必备知识如下。

（一）中药处方概要

（1）处方类型　按性质可分法定处方、医师处方、协定处方、古方、经方、时方、单方、验方和秘方。其中：①法定处方是指《中国药典》、国家药品监督管理部门所颁标准收载处方，具有法律约束力。②医师处方是指医师为患者诊断、治疗和预防用药所开具的处方，也是方中最多的一种。③古方、经方和时方：古方泛指古医籍中所记载的方剂；经方是指经典医籍中所记载的处方；时方是指从清代到现在的处方。分类还有协定处方、单方、验方、秘方等，一些单方和验方确有特殊疗效的，应努力发掘和提高。

（2）处方书写格式及要求　处方由处方前记、处方正文、处方后记组成。其中，处方前记主要包括患者姓名、性别、年龄（婴幼儿要写体重）、科别、病历号、日期等。处方正文若是汤剂，正文主要包括饮片名称、剂量、剂数、一般用法用量及脚注；中成药处方和西药处方正文主要包括药品名称、剂型、规格、数量及用法用量。正文部分是处方的核心部分，药品名称可写药典名、通用名或商品名等。处方后记则包括医师签名、药师签名（包括计价、调配、复核及发药四栏）、药价及现金收讫印戳等。

处方笺，横、竖长方形均可，大小由各医院自定，内容需包括处方的基本要素。

（二）中药处方审核

中药处方审核的基本内容有：①字迹是否清晰；②配伍禁忌；③妊娠禁忌；④医师签字；⑤超时间用药；⑥用法；⑦临时缺药；⑧剂数；⑨剂量；⑩有否重名、是否为正名；⑪自费药等。中药处方审核必须具备扎实的基础知识，现述如下。

1. 中药处方名称

中药处方名称包括：①正名：《中国药典》、国家医药管理部门发布的部颁药品标准及各省、自治区、直辖市颁布的地方标准中收载的中药名称，为中药正名。②全名：在中药正名前加上说明语，即为中药的全名。③别名：除了正名外，就是别名。需要记忆常用药物的别名，如国老为甘草的别名，仙灵脾为淫羊藿的别名，别名往往不止一个，常见药物见表1-6。

表1-6　常用中药正名和别名对照表

正名	别名	正名	别名	正名	别名
麻黄	麻黄草、麻黄咀	大青叶	青叶、板蓝叶	独活	川独活、香独活
荆芥	假苏	射干	乌扇	丁香	公丁香
升麻	绿升麻	决明子	草决明、马蹄决明	苍术	茅苍术
羌活	川羌活、西羌活	土茯苓	仙遗粮	豆蔻	白蔻仁、白蔻、蔻米
桑叶	霜桑叶、冬桑叶	芦根	苇根	青皮	小青皮、青橘皮
蝉蜕	蝉衣、蝉退	山豆根	广豆根、南豆根	紫苏叶	苏叶、紫苏
葛根	甘葛根、干葛	功劳叶	十大功劳叶	生姜	姜、鲜姜、均姜
黄芩	条芩、子芩、枯芩、片芩	秦皮	白蜡树皮	细辛	北细辛、辽细辛、小辛
夏枯草	枯草、枯草穗	千金子	续随子	白芷	香白芷、杭白芷、川白芷
鱼腥草	蕺菜	秦艽	左秦艽	薄荷	苏薄荷、南薄荷、鸡苏

正名	别名	正名	别名	正名	别名
粉葛	粉葛根、甘葛根	玄参	元参、黑元参、乌元参、润元参	白果	银杏、公孙果
西河柳	柽柳、山川柳			梅花	绿萼梅、绿梅花
黄连	川连、雅连、云连、味连、鸡爪连	木蝴蝶	玉蝴蝶、千张纸、云故纸、白故纸	婆罗子	梭罗子
				蛤壳	海蛤壳
龙胆	龙胆草、胆草	重楼	七叶一枝花、蚤休、草河车	香附	香附子、莎草根
青蒿	嫩青蒿	椿皮	椿根皮、臭椿皮	乌药	台乌药
栀子	山栀子、山栀	牵牛子	黑丑、白丑、二丑、黑白丑	白茅根	茅根、干茅根
天花粉	栝楼根、瓜蒌根、花粉	香加皮	北五加皮、杠柳皮、臭五加皮	防己	粉防己、汉防己
牛黄	京牛黄、丑宝	附子	川附子、淡附片、炮附子	大血藤	红藤、血藤、活血藤
赤小豆	红小豆、红豆	枳壳	江枳壳	儿茶	孩儿茶
拳参	紫参	佩兰	佩兰叶、省头草、醒头草	牛膝	怀牛膝
青果	干青果、橄榄	佛手	川佛手、广佛手、佛手柑、佛手片	西红花	藏红花、番红花
紫草	西紫草、紫草根、软紫草			红花	草红花、红蓝花
大黄	川军、生军、锦纹、将军	川楝子	金铃子	血竭	麒麟竭、麒麟血
芒硝	马牙硝、牙硝	木通	细木通、子木通	牡蛎	左牡蛎
木瓜	宣木瓜	茵陈	绵茵陈、茵陈蒿	首乌藤	夜交藤
五加皮	南五加皮	延胡索	元胡、玄胡索	赭石	代赭石、钉赭石
姜炭	炮姜炭、干姜炭	益母草	坤草、茺蔚、益明	槟榔	花槟榔、大腹子、海南子
肉桂	紫油肉桂	茺蔚子	益母草子、坤草子	全蝎	全虫
厚朴	川厚朴、紫油厚朴、川朴	丹参	紫丹参、赤参	桔梗	苦桔梗、白桔梗、玉桔梗
砂仁	缩砂仁、春砂仁、缩砂密	艾叶	祁艾、蕲艾、灸草	橘叶	南橘叶、青橘叶
紫苏梗	苏梗	郁金	黄郁金、黑郁金、玉金	党参	潞党参、台党参、防党
防风	口防风、软防风、旁风、屏风	朱砂	丹砂、辰砂、镜面砂、朱宝砂	熟地黄	熟地、大熟地
桂枝	桂枝尖、嫩桂枝、柳桂	珍珠	真珠、濂珠	山药	怀山药、淮山药、淮山
辛夷	辛夷花、木笔花、望春花	僵蚕	白僵蚕	肉苁蓉	淡大芸
菊花	白菊花、黄菊花、茶菊花、杭菊花、滁菊、亳菊、贡菊	蒺藜	刺蒺藜、白蒺藜	淫羊藿	仙灵脾
		瓜蒌	全瓜蒌、栝楼、药瓜	白芍	杭白芍、白芍药
桑枝	嫩桑枝、童桑枝	前胡	信前胡、岩风	桑椹	黑桑甚
野菊花	野菊、苦薏	桑白皮	桑皮、桑根白皮	玉竹	葳蕤、明玉竹、肥玉竹
牛蒡子	大力子、鼠黏子、牛子、恶实	天冬	天门冬、明门冬	桑螵蛸	螳螂子
浮萍	紫背浮萍、浮萍草、水萍、田萍	墨旱莲	鳢肠、旱莲草、金陵草	海螵蛸	乌贼骨
		龙眼肉	桂圆肉	藜芦	山葱、鹿葱
柴胡	北柴胡、南柴胡、软柴胡	杜仲	川杜仲、木棉	泽泻	建泽泻、福泽泻
金银花	双花、二花、银花、忍冬花	沙苑子	沙苑蒺藜、潼蒺藜	薏苡仁	薏米、苡米
蒲公英	公英、黄花地丁、婆婆丁	甘草	粉甘草、皮草、国老	茯苓	白茯苓、云茯苓、赤茯苓、安苓
地黄	生地、大生地、生地黄	补骨脂	破故纸	通草	通脱木
忍冬藤	金银藤、银花藤、银藤				
牡丹皮	粉丹皮、丹皮、牡丹根皮	五味子	辽五味子、北五味子	土鳖虫	地鳖虫、䗪虫、地鳖

正名	别名	正名	别名	正名	别名
三七	田三七、参三七、旱三七、田七	百部	百部草、肥百部、野天门冬	麦冬	麦门冬、杭寸冬、杭麦冬、大麦冬
茜草	红茜草、茜草根、茜根、血见愁、活血丹、地血	竹茹	淡竹茹、细竹茹、青竹茹、竹二青	马钱子	番木鳖、马前、马前子
		浙贝母	象贝母、大贝母	枸杞子	甘枸杞、枸杞、枸杞果
王不留行	王不留、留行子	藜芦	山葱、鹿葱	山茱萸	山萸肉、杭山萸、枣皮
血余炭	血余、发炭、乱发炭	北沙参	辽沙参、东沙参、莱阳沙参	诃子	诃子肉、诃黎勒
天麻	明天麻	南沙参	泡沙参、空沙参、白沙参、白参	罂粟壳	米壳、御米壳
莱菔子	萝卜子	续断	川续断、川断、接骨草	灶心土	伏龙肝
磁石	灵磁石、活磁石、生磁石、慈石	当归	秦当归、云当归、川当归	蛇蜕	龙衣

2. 常见并开药名

将疗效基本相似或具有协同作用的饮片缩写在一起就构成了并开药名。调配处方时，调剂人员应知晓并开药物的品种、规格和剂量。常见并开药名见表1-7。

表1-7　常见并开药名表

二术（苍术、白术）	荆防（荆芥、防风）	知柏（知母、黄柏）
二芍（赤芍、白芍）	全荆芥（荆芥、荆芥穗）	炒知柏（盐知母、盐黄柏）
二活（羌活、独活）	金银花藤（金银花、忍冬藤）	砂豆蔻（砂仁、蔻仁）
二苓（猪苓、茯苓）	茅芦根（白茅根、芦根）	苏子叶（紫苏子、紫苏叶）
二甲（龟甲、鳖甲）	羌独活（羌活、独活）	生熟薏仁（生薏仁、炒薏仁）
二地（地黄、熟地黄）	青陈皮（青皮、陈皮）	酒知柏（酒知母、酒黄柏）
二母（知母、浙贝母）	棱术（三棱、莪术）	冬瓜皮子（冬瓜皮、冬瓜子）
二乌（制川乌、制草乌）	乳没（乳香、没药）	生炒蒲黄（生蒲黄、炒蒲黄）
二门冬/二冬（麦冬、天冬）	腹皮子（大腹皮、生槟榔）	谷麦芽（炒谷芽、炒麦芽）
二风藤（青风藤、海风藤）	桃杏仁（桃仁、杏仁）	生熟麦芽（生麦芽、炒麦芽）
二地丁（紫花地丁、蒲公英）	荷叶梗（荷叶、荷梗）	生熟谷芽（生谷芽、炒谷芽）
二决明（生石决明、决明子）	生龙牡（生龙骨、生牡蛎）	生熟稻芽（生稻芽、炒稻芽）
二蒺藜（刺蒺藜、沙苑子）	龙牡（煅龙骨、煅牡蛎）	全藿香（藿香、藿香叶、藿香梗）
赤白芍（赤芍、白芍）	龙齿骨（龙齿、龙骨）	焦三仙（焦神曲、焦麦芽、焦山楂）
猪茯苓（猪苓、茯苓）	潼白蒺藜（刺蒺藜、沙苑子）	炒三仙（炒神曲、炒麦芽、炒山楂）
白术芍（炒白术、炒白芍）	苍白术（苍术、白术）	焦四仙（焦神曲、焦麦芽、焦山楂、焦槟榔）
生熟地（生地、熟地）	生熟枣仁（生枣仁、炒枣仁）	全紫苏（紫苏子、紫苏梗、紫苏叶）

注：医生开二丑，等同于牵牛子，不分黑白，不为并开。

3. 常用中药用药禁忌表

中药的配伍禁忌和妊娠用药禁忌见表1-8～表1-11。

表 1-8　中药十八反

药物	配伍禁忌
川乌、制川乌、草乌、制草乌、附子、黑顺片、白附片	生半夏、清半夏、姜半夏、法半夏、瓜蒌皮、瓜蒌子、天花粉、川贝母、浙贝母、平贝母、伊贝母、湖北贝母、白蔹、白及
甘草	海藻、京大戟、红大戟、甘遂、芫花
藜芦	人参、丹参、玄参、南沙参、北沙参、人参叶、西洋参、党参、苦参、细辛、白芍、赤芍（2020年版药典未见太子参相反藜芦）
十八反歌诀：本草明言十八反，半蒌贝蔹芨攻乌，藻戟遂芫俱战草，诸参辛芍叛藜芦	

表 1-9　中药十九畏

药物	配伍禁忌	十九畏歌诀：
硫黄、三棱	牙硝、朴硝、皮硝、芒硝	硫黄原是火中精，朴硝一见便相争；
水银	砒霜	水银莫与砒霜见，狼毒最怕密陀僧；
狼毒	密陀僧	巴豆性烈最为上，偏与牵牛不顺情；
巴豆	牵牛子	丁香莫与郁金见，牙硝难合京三棱；
丁香	郁金	川乌草乌不顺犀，人参最怕五灵脂；
犀角	川乌、草乌	官桂最能调冷气，若逢石脂便相欺；
人参	五灵脂	大凡修合看顺逆，炮爁炙煿莫相依。
肉桂	赤石脂	十九畏简要记忆：硫朴水砒狼密陀，巴牵丁郁川草犀，牙三官石人参五

表 1-10　中药妊娠用药禁忌表

类别	中药名称
慎用药（主要是活血祛瘀药、行气药、温里药中的部分药）	人工牛黄、牛黄、体外培育牛黄、天花粉、三七、川牛膝、牛膝、制川乌、小驳骨、飞扬草、王不留行、天南星、制天南星、芦荟、天然冰片、艾片、冰片、木鳖子、片姜黄、白附子、大黄、华山参、附子、芒硝、玄明粉、西红花、益母草、肉桂、红花、苏木、牡丹皮、皂矾（绿矾）、郁李仁、虎杖、金铁锁、卷柏、草乌叶、枳实、枳壳、禹州漏芦、禹余粮、急性子、穿山甲、桂枝、桃仁、乳香、没药、凌霄花、通草、黄蜀葵花、常山、硫黄、番泻叶、漏芦、蒲黄、赭石、薏苡仁、苦楝皮、瞿麦、蟾酥
禁用药（系剧毒药，或药性作用峻猛之品，及堕胎作用较强的药）	丁公藤、三棱、莪术、生川乌、草乌、商陆、甘遂、芫花、京大戟、巴豆、巴豆霜、牵牛子、千金子、千金子霜、马钱子、马钱子粉、土鳖虫、水蛭、全蝎、蜈蚣、斑蝥、雄黄、红粉、两头尖、阿魏、闹羊花、麝香、天仙子、天仙藤、天山雪莲、朱砂、洋金花、猪牙皂、罂粟壳、黑种草子

表 1-11 中药妊娠用药禁忌（成药）

类别	成药名称
孕妇慎服、慎用成药	【2020年版药典收载孕妇慎服】：川芎茶调丸/茶调丸/浓缩丸/片/颗粒/袋泡茶、丹七片、竹沥达痰丸、灯台叶颗粒、抗骨髓炎片、抗感口服液/颗粒、利胆片、乳宁颗粒、乳康胶囊（孕妇慎服，前三个月内禁用；女性患者宜于月经来潮前10～15天开始服用；经期停用）、乳癖消胶囊/片/颗粒、骨仙片、复方羊角片、复方陈香胃片、胆石通胶囊、活血通脉片、健胃片、脑脉泰胶囊、喉疾灵胶囊、糖脉康丸/胶囊/颗粒 【2020年版药典收载孕妇慎用】：三黄片、黄连上清丸/片/胶囊/颗粒、万氏牛黄清心丸、万应胶囊、万应锭、山玫胶囊、女金丸/胶囊、马应龙八宝眼膏、天麻丸、木香分气丸、木香顺气丸、五虎散、少林风湿跌打膏、牛黄清心丸（局方）、气滞胃痛片/颗粒、分清五淋丸、丹红化瘀口服液、乌军治胆片、乌蛇止痒丸、心可舒片、心荣口服液、正天丸/胶囊、正心泰片/胶囊、龙胆泻肝丸/水丸、四方胃片、三妙丸、四妙丸、白癜风胶囊、朴沉化郁丸、伤湿止痛膏、安宫牛黄丸/散、安宫降压丸、安神补心丸/颗粒、防风通圣丸/颗粒、妇乐颗粒、妇炎净胶囊、妇科分清丸、妇康宁片、利鼻片、沉香化气丸、补脾益肠丸、附子理中丸/片、枣仁安神胶囊、明目上清片、固本统血颗粒、乳核散结片、乳康丸、乳增宁胶囊、京万红软膏、泌石通胶囊、泻痢消胶囊、参芍片/胶囊、荜铃胃痛颗粒、栀子金花丸、胃乃安胶囊、胃脘舒颗粒、复方大青叶合剂、复方川贝精片、复方丹参片/片/胶囊/颗粒/气雾剂、复方血栓通胶囊、复方青黛丸、复方黄柏液涂剂（复方黄柏液）、复方滇鸡血藤膏、复明片、保心片、独一味片/胶囊、独活寄生丸/合剂、养心氏片、前列通片、活血止痛膏、津力达颗粒、穿龙骨刺片、冠心生脉口服液、祛风舒筋丸、桂附理中丸、速效牛黄丸、夏天无片、健脑丸、益脑宁片、消炎止痛膏、消渴平片、烫伤油、诺迪康胶囊、通关散、通脉养心口服液、麻仁滋脾丸、痔宁片、痔炎消颗粒、清肺抑火丸、清胃黄连丸/片、越鞠保和丸、舒心口服液/糖浆、舒肝丸、舒肝平胃丸、疏肝胶囊、舒胸颗粒、舒筋活络酒、痛风定胶囊、滑膜炎片/胶囊/颗粒、强肾片、疏风活络丸、疏痛安涂膜剂、稳心片/颗粒/胶囊、镇心痛口服液、麝香祛痛气雾剂、麝香祛痛搽剂、麝香痔疮栓、麝香跌打风湿膏、牛黄上清丸/片、伤湿止痛膏、防风通圣丸/颗粒/软胶囊/胶囊等
孕妇忌服、禁用成药	【2020年版药典收载孕妇忌服】：二十七味定坤丸、十一味能消丸、十二味翼首散、十香返生丸、十滴水/软胶囊、人参再造丸、三七片、三两半药酒、大七厘散、大黄清胃丸、山楂化滞丸、天智颗粒、五味麝香丸、止痛紫金丸、少腹逐瘀丸、中华跌打丸、牛黄至宝丸、牛黄净脑片、牛黄消炎片、小儿疳、风湿马钱片、风湿骨痛胶囊、六味安消胶囊、六味香连胶囊、心宁片、心脑宁胶囊、心脑静片、心舒胶囊、玉泉胶囊/颗粒、龙泽熊胆胶囊、地榆槐角丸、伤科接骨片、伤痛宁片、华佗再造丸、血栓心脉片、血栓心脉宁胶囊、妇科通经丸、芪冬颐心口服液/颗粒、抗宫炎颗粒、抗栓再造丸、利膈丸、补肾益脑丸/片、灵宝护心丹、国公酒、金黄利胆胶囊、金蒲胶囊、乳块消片/胶囊、乳疾灵颗粒、乳癖散结胶囊、泻青丸、治咳川贝枇杷露、荡石胶囊、香连化滞丸、保济口服液、追风透骨丸、养血清脑颗粒、祛风止痛丸/片、祛风止痛胶囊、桂枝茯苓胶囊、消炎止咳片、消渴灵片、消瘀康片、消瘀康胶囊、梅花点舌丸、控涎丸、得生丸、麻仁润肠丸、康莱特软胶囊、清宁丸、清脑降压片/胶囊/颗粒、清淋颗粒、颈复康颗粒、颈痛颗粒、紫金锭、舒筋丸、疏风定痛丸、腰痹通胶囊、槟榔四消丸（大蜜丸、水丸）、礞石滚痰丸、癫痫平片 【2020年版药典收载孕妇禁用】：牛黄解毒片/丸/胶囊、七厘胶囊、七厘散、九气拈痛丸、九分散、三七血伤宁胶囊、大黄䗪虫丸、小金丸/片/胶囊、开胸顺气丸/胶囊、天和追风膏、木瓜丸、木香槟榔丸、牛黄清宫丸、化癥回生片、丹莪片、心脑康胶囊、心通口服液、玉真散、平消片/胶囊、再造丸、当归龙荟丸、血府逐瘀口服液/丸/胶囊、血美安胶囊、如意定喘片、妇炎康、妇科千金胶囊、花红胶囊、克痢痧胶囊、苏合香丸、医痫丸、尪痹片/颗粒、利胆排石片/颗粒、肛泰软膏、龟龄集、沈阳红药胶囊、尿塞通片、阿魏化痞膏、纯阳正气丸、肾衰宁胶囊、肾衰宁胶囊、按摩软膏（按摩乳）、胃肠复元膏、骨友灵搽剂、骨刺丸、复方牛黄清胃丸、复方珍珠散、复方益肝丸、保妇康栓、独圣活血片、养血荣筋丸、活血止痛胶囊/散/膏、宫瘤清片/胶囊、冠心苏合丸/胶囊、神香苏合丸、速效救心丸、脑心通胶囊、脑栓通胶囊、狼疮丸、益母草口服液/片/膏/颗粒/胶囊/、消络痛片、消络痛胶囊、调经止痛片、通幽润燥丸、通窍镇痛散、桑葛降脂丸、培元通脑胶囊、银屑灵膏、痔康片、清泻丸、清眩治瘫丸、颈舒颗粒、紫龙金片、紫雪散、暑症片、跌打丸、筋痛消酊、舒筋活血定痛散/颗粒、痧药、痛经丸、暖脐膏、腰痛丸/片/胶囊、瘀血痹胶囊/颗粒、障翳散、稀红通络口服液、鲜益母草胶囊、熊胆救心丸、醒脑再造胶囊、麝香抗栓胶囊、麝香通心滴丸、复方牛黄清胃丸、小活络丸、云南白药、云南白药胶囊、红灵散、麝香风湿胶囊、礞石滚痰丸 【2020年版药典收载妊娠及哺乳期妇女禁用】：天菊脑安胶囊、新癀片、壮骨关节丸、克咳片、伸筋丹胶囊 【2020年版药典未收载的药物】：大活络丸、失笑散、鳖甲煎丸等；丁公藤风湿药酒禁内服，可外擦患处但忌擦腹部

注：2020年版药典收载的成药，主要分为孕妇慎服、慎用、忌服、禁用几种。部分药物对妊娠及哺乳期妇女均应禁用。

4. 中药用法归纳

本部分内容综合了大部分中药用法的特殊之处，方便同学们在学习审方、调配等环节时参考，是参加中药传统技能、中药调剂员等竞赛的重要参考资料。本部分收载的药物出自《中国药典》2020年版的，不作标记，《中国药典》2020年版未收载的药物，以 ＊ 标示。处方常见脚注如先煎、后下、包煎、另煎、烊化、溶化、冲服等，部分药物在称取时要捣碎，部分药物在使用时也要注意。见表1-12、表1-13。

表 1-12　处方常见脚注

类别	药物	性味	用法与用量	使用注意事项
先煎	石膏	甘、辛,大寒	15～60g,先煎	—
	滑石	甘、淡,寒	10～20g,先煎。外用适量	—
	磁石	咸,寒	9～30g,先煎	—
	赤石脂	甘、酸、涩,温	9～12g。先煎。外用适量,研末敷患处	不宜与肉桂同用
	赭石	苦,寒	9～30g,先煎	孕妇慎用
	紫石英	甘,温	9～15g,先煎	—
	花蕊石	酸、涩,平	4.5～9g,多研末服。外用适量	—
	自然铜	辛,平	3～9g,多入丸散服,若入煎剂宜先煎。外用适量	—
	青礞石	甘、咸,平	多入丸散服,3～6g;煎汤10～15g,布包先煎	—
	石决明	咸,寒	6～20g,先煎	—
	瓦楞子	咸,平	9～15g,先煎	—
	牡蛎	咸,微寒	9～30g,先煎	—
	蛤壳	苦、咸,寒	6～15g,先煎。外用适量,研极细粉撒布或油调后敷患处	—
	珍珠母	咸,寒	10～25g,先煎	—
	龟甲	咸、甘,微寒	9～24g,先煎	—
	鳖甲	咸,微寒	9～24g,先煎	—
	鹿角霜	咸、涩,温	用时捣碎。9～15g,先煎	—
	附子	辛、甘,大热;有毒	3～15g,先煎,久煎	孕妇慎用;不宜同用的药物同川乌
	川乌、草乌	辛、苦,热;有大毒	一般炮制后用	生品内服宜慎;孕妇禁用;不宜与半夏、瓜蒌、瓜蒌子、瓜蒌皮、天花粉、川贝母、浙贝母、平贝母、伊贝母、湖北贝母、白蔹、白及同用
	制川乌	辛、苦,热;有毒	1.5～3g,先煎、久煎	孕妇慎用;不宜与半夏、瓜蒌、瓜蒌子、瓜蒌皮、天花粉、川贝母、浙贝母、平贝母、伊贝母、湖北贝母、白蔹、白及同用
	制草乌	辛、苦,热;有毒	1.5～3g,宜先煎、久煎	同制川乌
	水牛角	苦,寒	15～30g,宜先煎3h以上	—
	龙骨 ＊	甘、涩,平	10～15g,打碎先煎。或入丸、散。外用:适量,研末撒或调敷	—
	灶心土 ＊	辛,温	15～30g,布包。或用60～120g,煎汤代水	—

类别	药物	性味	用法与用量	使用注意事项
后下	薄荷	辛,凉	3~6g,后下	—
	砂仁	辛,温	3~6g,后下。用时捣碎	—
	鱼腥草	辛,微寒	15~25g,不宜久煎;鲜品用量加倍,水煎或捣汁服。外用适量,捣敷或煎汤熏洗患处	—
	青蒿	苦、辛,寒	6~12g,后下	—
	豆蔻	辛,温	3~6g,后下。用时捣碎	—
	钩藤	甘,凉	3~12g,后下	—
	苦杏仁	苦,微温;有小毒	5~10g,生品入煎剂后下。用时捣碎	内服不宜过量,以免中毒
	大黄	苦,寒	3~15g;用于泻下不宜久煎。外用适量,研末敷于患处	孕妇及月经期、哺乳期慎用
	番泻叶	甘、苦,寒	2~6g,后下。或开水泡服	孕妇慎用
	降香	辛,温	9~15g,后下。外用适量,研细末敷患处	—
	沉香	辛、苦,微温	用时捣碎或研成细粉。1~5g,后下	—
包煎	车前子	甘,寒	9~15g,包煎	—
	旋覆花	苦、辛、咸,微温	3~9g,包煎	—
	辛夷	辛,温	3~10g,包煎。外用适量	—
	海金沙	甘、咸,寒	6~15g,包煎	—
	蒲黄	甘,平	5~10g,包煎。外用适量,敷患处	孕妇慎用
	葶苈子	辛、苦,大寒	3~10g,包煎	—
	滑石粉	甘、淡,寒	10~20g,先煎。外用适量	—
	儿茶	苦、涩,微寒	1~3g,包煎;多入丸散服。外用适量	—
	蛤粉	苦、咸,寒	6~15g,包煎	—
	蚕沙*	味甘、辛,性温	内服:煎汤,10~15g,纱布包煎;或入丸、散。外用:适量炒热熨;煎水洗或研末调敷	—
	五灵脂*	苦、咸、甘,温	3~15g。包煎。或入丸、散剂服。外用适量	血虚无瘀及孕妇慎服。人参畏五灵脂,不宜同用
另煎	红参	甘、微苦,微温	可切片或用时粉碎、捣碎。3~9g,另煎兑服;也可研粉吞服,一次2g,一日2次	不宜与藜芦、五灵脂同用
	西洋参	甘、微苦,凉	可切片或用时捣碎。3~6g,另煎兑服	不宜与藜芦同用
	羚羊角	咸,寒	1~3g,宜另煎2h以上;磨汁或研粉服,每次0.3~0.6g	—
	西红花	甘,平	1~3g,煎服或沸水泡服	孕妇慎用

类别	药物	性味	用法与用量	使用注意事项
冲服	芒硝	咸、苦，寒	6～12g，一般不入煎剂，待汤剂煎得后，溶入汤液中服用。外用适量	孕妇慎用；不宜与硫黄、三棱同用
	玄明粉	咸、苦，寒	3～9g，溶入煎好的汤液中服用。外用适量	孕妇慎用；不宜与硫黄、三棱同用
	三七粉	甘、微苦，温	3～9g。研粉吞服，一次1～3g。外用适量	孕妇慎用
	牛黄	甘，凉	0.15～0.35g，多入丸散用。外用适量，研末敷患处	孕妇慎用
	鹿茸	甘、咸，温	1～2g，研末冲服	—
	紫河车	甘、咸，温	2～3g，研末吞服	—
	蕲蛇	甘、咸，温；有毒	3～9g，研末吞服，一次1～1.5g，一日2～3次	—
	金钱白花蛇	甘、咸，温；有毒	2～5g。研粉吞服，1～1.5g	—
	雷丸	微苦，寒	15～21g，不宜入煎剂，一般研粉服，一次5～7g，饭后用温开水调服，一日3次，连服3天	—
	生姜汁*	辛，微温	冲服，3～10滴	—
	竹沥*	甘、苦，寒	冲服，15～30mL	寒饮湿痰及脾虚便溏者禁服
	琥珀*	甘，平	研末冲服，或入丸、散，每次1.5～3g。不入煎剂	—
烊化	阿胶	甘，平	3～9g，烊化兑服	—
	鹿角胶	甘、咸，温	3～6g，烊化兑服	—
	龟甲胶	咸、甘，凉	3～9g，烊化兑服	—
	饴糖*	甘，温	入汤剂须烊化冲服，每次15～20g	湿阻中满，湿热内蕴及痰湿甚者忌用

注：药物的特殊用法一般是指先煎、后下、包煎、另煎、烊化、冲服等。

表1-13 部分中药用法注意归纳表

类别	药物	性味	用法与用量	使用注意事项
捣碎（打碎）	牛蒡子、栀子、酸枣仁、桃仁、苦杏仁、砂仁、豆蔻、草豆蔻、益智、莱菔子、川楝子、苏木、降香、檀香、沉香、生半夏、肉桂、儿茶、丁香、炮山甲、海马、海龙、延胡索、黄连、生川乌、胡黄连、平贝母、五味子、瓜蒌子、决明子、草果、白扁豆、芥子、郁李仁、使君子、牵牛子、母丁香、白果、木鳖子、榧子、千金子、橘核、白矾、炉甘石、山慈菇、自然铜、浙贝母			
其他	细辛	辛，温	1～3g。散剂每次服0.5～1g。外用适量	不宜与藜芦同用
	天花粉	甘、微苦，微寒	10～15g	孕妇慎用；不宜与川乌、制川乌、草乌、制草乌、附子同用
	青黛	咸，寒	1～3g，宜入丸散用。外用适量	—
	青葙子	苦，微寒	9～15g	有扩散瞳孔作用，青光眼患者禁用
	白蔹	苦，微寒	5～10g。外用适量，煎汤洗或研成极细粉敷患处	不宜与川乌、制川乌、草乌、制草乌、附子同用

类别	药物	性味	用法与用量	使用注意事项
其他	商陆	苦,寒;有毒	3~9g。外用适量,煎汤熏洗	孕妇禁用
	甘遂	苦,寒;有毒	0.5~1.5g,炮制后多入丸散用。外用适量,生用	孕妇禁用;不宜与甘草同用
	京大戟	苦,寒;有毒	1.5~3g。入丸散服,每次1g;内服醋制用。外用适量,生用	孕妇禁用;不宜与甘草同用
	红大戟	苦,寒;有小毒	1.5~3g,入丸散服,每次1g;内服醋制用。外用适量,生用	孕妇禁用;不宜与甘草同用
	芫花	苦,辛,温;有毒	1.5~3g。醋芫花研末吞服,一次0.6~0.9g,一日1次。外用适量	孕妇禁用;不宜与甘草同用
	巴豆	辛,热;有大毒	外用适量,研末涂患处,或捣烂以纱布包擦患处	孕妇禁用;不宜与牵牛子同用
	巴豆霜	辛,热;有大毒	0.1~0.3g,多入丸散用。外用适量	孕妇禁用;不宜与牵牛子同用
	千金子	辛,温;有毒	用时打碎。1~2g,去壳,去油用,多入丸散服。外用适量,捣烂敷患处	孕妇禁用
	牵牛子	苦,寒;有毒	3~6g。入丸散服,每次1.5~3g	孕妇禁用;不宜与巴豆、巴豆霜同用
	芦荟	苦,寒	2~5g,宜入丸散。外用适量,研末敷患处	孕妇慎用
	肉桂	辛、甘,大热	用时捣碎。1~5g	有出血倾向者及孕妇慎用;不宜与赤石脂同用
	丁香	辛,温	用时捣碎。1~3g,内服或研末外敷	不宜与郁金同用
	没药	辛、苦,平	3~5g,炮制去油,多入丸散用	孕妇及胃弱者慎用
	乳香	辛、苦,温	煎汤或入丸、散,3~5g;外用适量,研末调敷	孕妇及胃弱者慎用
	三棱	辛、苦,平	5~10g	孕妇禁用;不宜与芒硝、玄明粉同用
	白及	苦、甘、涩,微寒	6~15g;研末吞服3~6g。外用适量	不宜与川乌、制川乌、草乌、制草乌、附子同用
	马钱子	苦,温;有大毒	0.3~0.6g,炮制后入丸散用	孕妇禁用;不宜多服久服及生用;运动员慎用;有毒成分能经皮肤吸收,外用不宜大面积涂敷
	朱砂	甘,微寒;有毒	0.1~0.5g,多入丸散服,不宜入煎剂。外用适量	不宜大量服用,也不宜少量久服;孕妇及肝肾功能不全者禁用
	麝香	辛,温	0.03~0.1g,多入丸散用。外用适量	孕妇禁用
	珍珠	甘、咸,寒	0.1~0.3g,多入丸散用。外用适量	—
	麦芽	甘,平	10~15g;回乳炒用60g	—
	苦楝皮	苦,寒;有毒	3~6g。外用适量,研末,用猪脂调敷患处	孕妇及肝肾功能不全者慎用

类别	药物	性味	用法与用量	使用注意事项
其他	天南星	苦、辛,温;有毒	外用生品适量,研末以醋或酒调敷患处	孕妇慎用;生品内服宜慎
	生半夏	辛、温;有毒	内服一般炮制后使用,3~9g。外用适量,磨汁涂或研末以酒调敷患处;用时捣碎	不宜与川乌、制川乌、草乌、制草乌、附子同用;生品内服宜慎
	法半夏/姜半夏/清半夏	辛,温	3~9g	不宜与川乌、制川乌、草乌、制草乌、附子同用
	白附子	辛,温;有毒	3~6g。一般炮制后用,外用生品适量捣烂,熬膏或研末以酒调敷患处	孕妇慎用;生品内服宜慎
	洋金花	辛,温;有毒	0.3~0.6g,宜入丸散,亦可作卷烟分次燃吸(一日量不超过1.5g)。外用适量	孕妇、外感及痰热咳喘、青光眼、高血压及心动过速患者禁用
	瓜蒌	甘、微苦,寒	9~15g	不宜与川乌、制川乌、草乌、制草乌、附子同用
	瓜蒌子	甘,寒	用时捣碎。9~15g	
	瓜蒌皮	甘,寒	6~10g	
	马兜铃	苦,微寒	3~9g	含马兜铃酸,可引起肾脏损害等不良反应;儿童及老年人慎用;孕妇、婴幼儿及肾功能不全者禁用
	血竭	甘、咸,平	研末,1~2g,或入丸剂。外用研末撒或入膏药用	—
	鸦胆子	苦,寒;有小毒	0.5~2g,用龙眼肉包裹或装入胶囊吞服。外用适量	—
	麝香	辛,温	0.03~0.1g,多入丸散用。外用适量	孕妇禁用
	冰片	辛、苦,微寒	0.15~0.3g,入丸散用。外用研粉点敷患处	孕妇慎用
	苏合香	辛,温	0.3~1g,宜入丸散服	—
	硫黄	酸,温;有毒	外用适量,研末油调涂敷患处,内服1.5~3g,炮制后入丸散服	孕妇慎用。不宜与芒硝、玄明粉同用
	雄黄	辛,温;有毒	0.05~0.1g,入丸散用。外用适量,熏涂患处	内服宜慎;不可久用;孕妇禁用
	蟾酥	辛,温;有毒	0.015~0.03g,多入丸散用。外用适量	孕妇慎用
	斑蝥	辛,热;有大毒	0.03~0.06g,炮制后多入丸散用。外用适量,研末或浸酒醋,或制油膏涂敷患处,不宜大面积用	有大毒,内服慎用;孕妇禁用

注:药物的捣碎(打碎)、熏蒸、其他项等一般不是药物的特殊用法,要注意区分。

5. 毒性中药处方调剂管理

国务院于 1988 年 12 月 27 日发布了《医疗用毒性药品管理办法》,办法里毒性药品的法定定义是指毒性剧烈、治疗剂量与中毒剂量相近,使用不当会致人中毒或死亡的药品。

调配毒性中药应凭医师签名的正式处方。每次处方剂量不得超过 2 日极量。

调配处方时,必须按医嘱的要求,认真调配,计量准确,并由配方人员及具有药师以上技术职称的复核人员签名盖章后方可发出。对处方未注明"生用"的毒性中药应当付炮制品。如发现处方有疑问时,须经原处方医生重新审定后再行调配。处方一次有效,取药后处方保存 2 年备查。

科研和教学单位所需的中药毒性药品,必须持本单位的证明信,经单位所在地县以上药品监督管理部门批准后方能调配。

群众自配民间单、秘、验方需用毒性中药,购买时要持有所在单位或城市街道办事处、乡(镇)人民政府的证明信,方可调配。每次购用量不得超过 2 日极量。

管理办法里规定了毒性药品的管理品种,共计 28 种,品种见表 1-14。

表 1-14　毒性中药品种及注意事项

药名	来源	性味归经	功效运用	用法用量	使用注意事项
闹羊花	为杜鹃花科植物羊踯躅的干燥花	辛,温;有大毒。归肝经	祛风除湿,散瘀定痛。用于风湿痹痛,偏正头痛,跌扑肿痛,顽癣	0.6～1.5g,浸酒或入丸散;外用适量,煎水洗	不宜多服、久服;体虚及孕妇禁用
洋金花	为茄科植物白花曼陀罗干燥花	辛,温;有毒。归肺、肝经	平喘止咳,解痉定痛。用于哮喘咳嗽,脘腹冷痛,风湿痹痛,小儿慢惊;外科麻醉	内服,0.3～0.6g,宜入丸散;亦可作卷烟分次燃吸(一日量不超过 1.5g)。外用适量	外感及痰热咳喘、青光眼、高血压及心动过速患者禁用
生草乌	为毛茛科植物北乌头的干燥块根	辛、苦,热;有大毒。归心、肝、肾、脾经	祛风除湿,温经止痛。用于风寒湿痹,关节疼痛,心腹冷痛,寒疝作痛及麻醉止痛	一般炮制后用	生品内服宜慎;孕妇禁用;不宜与半夏、瓜蒌、瓜蒌子、瓜蒌皮、天花粉、川贝母、浙贝母、平贝母、伊贝母、湖北贝母、白蔹、白及同用
生川乌	为毛茛科植物乌头的干燥母根	辛、苦,热;有大毒。归心、肝、肾、脾经	祛风除湿,温经止痛。用于风寒湿痹,关节疼痛,心腹冷痛,寒疝作痛及麻醉止痛	一般炮制后用	余同"生草乌"
生附子	为毛茛科植物乌头的子根的加工品	辛、甘,大热;有毒。归心、肾、脾经	回阳救逆,补火助阳,散寒止痛。用于亡阳虚脱,肢冷脉微,心阳不足,胸痹心痛,虚寒吐泻,脘腹冷痛,肾阳虚衰,阳痿宫冷,阴寒水肿,阳虚外感,寒湿痹痛	3～15g,先煎,久煎	孕妇慎用;不宜与半夏、瓜蒌、瓜蒌子、瓜蒌皮、天花粉、川贝母、浙贝母、平贝母、伊贝母、湖北贝母、白蔹、白及同用

药名	来源	性味归经	功效运用	用法用量	使用注意事项
生白附子	为天南星科植物独角莲的干燥块茎	辛,温;有毒。归胃、肝经	祛风痰,定惊搐,解毒散结,止痛。用于中风痰壅,口眼㖞斜,语言謇涩,惊风癫痫,破伤风,痰厥头痛,偏正头痛,瘰疬痰核,毒蛇咬伤	3～6g。一般炮制后用,外用生品适量捣烂,熬膏或研末以酒调敷患处	孕妇慎用。生品内服宜慎
生半夏	为天南星科植物半夏的干燥块茎	辛、温;有毒。归脾、胃、肺经	燥湿化痰,降逆止呕,消痞散结。用于湿痰寒痰,咳喘痰多,痰饮眩悸,风痰眩晕,痰厥头痛,呕吐反胃,胸脘痞闷,梅核气;外治痈肿痰核	内服一般炮制后使用,3～9g。外用适量,磨汁涂或研末以酒调敷患处	不宜与川乌、制川乌、草乌、制草乌、附子同用;生品内服宜慎
生巴豆	为大戟科植物巴豆的干燥成熟果实	辛,热;有大毒。归胃、大肠经	外用蚀疮。用于恶疮疥癣,疣痣	外用适量,研末涂患处,或捣烂以纱布包擦患处	孕妇禁用;不宜与牵牛子同用
生千金子	为大戟科植物续随子的干燥成熟种子	辛,温;有毒。归肝、肾、大肠经	泻下逐水,破血消癥;外用疗癣蚀疣。用于二便不通,水肿,痰饮,积滞胀满,血瘀经闭;外治顽癣,赘疣	1～2g,去壳。去油用,多入丸散服。外用适量,捣烂敷患处	孕妇禁用
生甘遂	为大戟科植物甘遂的干燥块根	苦,寒;有毒。归肺、肾、大肠经	泻水逐饮,消肿散结。用于水肿胀满,胸腹积水,痰饮积聚,气逆咳喘,二便不利,风痰癫痫,痈肿疮毒	内服,0.5～1.5g,炮制后多入丸散服。外用适量,生用	孕妇禁用,不宜与甘草同用
生狼毒	为大戟科植物月腺大戟或狼毒大戟的干燥根	辛,平;有毒。归肝、脾经	散结,杀虫。外用于淋巴结结核、皮癣;灭蛆	熬膏外敷	不宜与密陀僧同用
生藤黄[①]	为藤黄科植物藤黄的树脂	酸;涩;凉;有毒	消肿,攻毒,止血,杀虫,祛腐敛疮。主治痈疽肿毒,溃疡,湿疮,肿癣,顽癣,跌打肿痛;创伤出血及烫伤	外用:适量,研末调敷、磨汁涂或熬膏涂。内服:0.03～0.06g,入丸剂	内服慎用。体质虚弱者忌服,多量易引起头昏、呕吐、腹痛、泄泻,甚或致死
天仙子	为茄科植物莨菪的干燥成熟种子	苦、辛、温;有大毒。归心、胃、肝经	解痉止痛,平喘,安神。用于胃脘挛痛,喘咳,癫狂	内服,0.06～0.6g	心脏病、心动过速、青光眼患者及孕妇禁用

药名	来源	性味归经	功效运用	用法用量	使用注意事项
青娘虫[②]	为芫菁科昆虫绿芫菁的干燥虫体	辛,温;有毒	利尿,祛瘀,解毒。用于小便不利,闭经,狂犬咬伤;外用治疗癣疮,淋巴结结核	内服,0.03～0.06g,多入丸散用。外用适量	体虚及孕妇忌服
红娘虫[②]	红娘子为蝉科动物红娘子的干燥全虫	苦、辛,平;有毒。归心、肝、胆经	破瘀,散结,攻毒。用于血瘀经闭,腰痛,不孕癥瘕;癣疮;狂犬咬伤	内服,0.1～0.3g,多入丸散用。外用适量	体虚及孕妇忌服
生马钱子	为马钱科植物马钱的干燥成熟种子	苦,温;有大毒。归肝、脾经	通络止痛,散结消肿。用于跌打损伤,骨折肿痛,风湿顽痹,麻木瘫痪,痈疽疮毒,咽喉肿痛	内服,0.3～0.6g,炮制后入丸散	孕妇禁用;不宜生用。多服久服;运动员慎用;有毒成分能经皮肤吸收,外用不宜大面积涂敷
雪上一枝蒿[②]	为毛茛科乌头属植物短柄乌头、曲毛短柄乌头、宣威乌头的块根	苦、辛,温;有大毒。归肝经	祛风除湿,活血止痛。用于跌打损伤,风湿骨痛,牙痛;外用治骨折,扭伤,疮疡肿毒	内服研末,0.06～0.12g;或浸酒外用适量,酒磨敷	未经炮制,不宜内服。服药期间,忌食生冷、豆类及牛羊肉
生天南星	为天南星科植物天南星、异叶天南星或东北天南星的干燥块茎	苦、辛,温;有毒。归肺、肝、脾经	散结消肿。外用治痈肿,蛇虫咬伤	外用生品适量,研末以醋或酒调敷患处	孕妇慎用;生品内服宜慎
斑蝥	为芫菁科昆虫南方大斑蝥或黄黑小斑蝥的干燥体	辛,热;有大毒。归肝、胃、肾经	破血逐瘀,散结消癥,攻毒蚀疮。用于癥瘕,经闭,顽癣,瘰疬,赘疣,痈疽不溃,恶疮死肌	内服,0.03～0.06g,炮制后入丸散用。外用适量,研末或浸酒醋或制油膏涂敷,不宜大面积用	内服慎用;孕妇忌用
蟾酥	为蟾蜍科支物中华大蟾蜍或黑眶蟾蜍的干燥分泌物	辛,温;有毒。归心经	解毒,止痛,开窍醒神。用于痈疽疔疮,咽喉肿痛,中暑神昏,痧胀腹痛吐泻	0.015～0.03g,多入丸散。外用适量	孕妇慎用

药名	来源	性味归经	功效运用	用法用量	使用注意事项
红粉	为氧化汞（HgO），红色	辛，热；有大毒。归肺、脾经	拔毒，除脓，去腐，生肌。用于痈疽疔疮，梅毒下疳，一切恶疮，肉暗紫黑，腐肉不去，窦道瘘管，脓水淋漓，久不收口	外用适量，研极细粉单用或与其他药味配成散剂或制成药捻	只可外用，不可内服。外用亦不宜久用，孕妇禁用
轻粉	为氯化亚汞（Hg₂Cl₂）	辛，寒；有毒。归大肠、小肠经	外用杀虫，攻毒，敛疮；内服祛痰消积，逐水通便。外治用于疥疮，顽癣，臁疮，梅毒，疮疡，湿疹；内服用于痰涎积滞，水肿臌胀，二便不利	外用适量，研末掺敷患处。内服每次0.1～0.2g，一日1～2次，多入丸散或装入胶囊，服后漱口	不可过量；内服慎用；孕妇禁用
砒石（红砒、白砒）②	为天然的砷华矿石或者是为毒砂、雄黄等含砷矿石的加工制成品	辛，热；有大毒。归肺、脾、胃、大肠经	劫痰去腐，截疟，杀虫，蚀恶肉。用于寒痰哮喘，疟疾，休息痢，痔疮，瘰疬，癣疮，溃疡腐肉不脱	内服0.002～0.004g，入丸散用。外用适量，研末敷、调敷或入膏药中贴之	毒性大，用时宜慎；不宜与水银同用；体虚及孕妇忌服
砒霜②	为砒石升华精制而成的三氧化二砷（As₂O₃）	辛、酸，热；有大毒。归脾、肺、胃、大肠经	蚀疮去腐，平喘化痰，截疟。用于寒痰哮喘，疟疾，休息痢，梅毒，痔疮，瘰疬，癣疮，溃疡腐肉不脱	0.002～0.004g，多入丸散；外用适量	不能久服，口服、外用均可引起中毒
白降丹②	为二氯化汞和氯化亚汞的混合结晶	辛，热；有毒	拔毒，祛腐，杀虫。用于疮疡痈疽，瘘管，瘰疬，瘿瘤，疣痣，息肉，顽癣等	外用适量，或作药捻	不可内服，具有腐蚀性
雄黄	为硫化物类矿物雄黄族雄黄，主含二硫化二砷（As₂S₂）	辛，温；有毒。归肝、大肠经	解毒杀虫，燥湿祛痰，截疟。用于痈肿疔疮，蛇虫咬伤，虫积腹痛，惊痫，疟疾	0.05～0.1g，入丸散用。外用适量，熏涂患处	内服宜慎，不可久用；孕妇禁用
水银②	为自然元素类液态矿物自然汞；主要由辰砂矿提炼加工而成	辛，寒；有毒。归心、肝、肾经	杀虫；攻毒。用于疥癣，梅毒；恶疮，痔瘘	外用适量	不可内服，孕妇忌用

①《中华人民共和国卫生部药品标准》（1992年）收载品种。
②《中国药典》（2020年版，一部）未收载品种。

三、技能巩固

审核处方 1：

×××医院处方笺	处方不合理之处
门诊/住院号 ___20170311___　　科室 __中医__　　　　床号 __12__ 姓名 ___唐某___　　　性别 __女__　　年龄 __46__ 岁 临床诊断 __热入营血证__　　日期：__2017__ 年 __3__ 月 __11__ 日 Rp 寸冬 15g　水牛角 30g　牡丹皮 10g　栝楼根 12g　甘草 9g 赤芍 10g　生地黄 15g　三七粉 3g　淡竹叶 9g　山葱 6g 　　　　　　　　　　　　　　　　　　　　　　3 剂 用法：每日 1 剂，水煎 500mL。分早中晚三次饭后服。 　　　　　　　　　　　　　　　　　　医师：李某 药品金额：46.7 元　　　　　计价：张某 审核：卢某　　　调配：　　复核：　　　发药：	名称： _____ 特殊处理： _____ 配伍禁忌： _____ 其他： _____

审核处方 2：

×××医院处方笺	处方不合理之处
门诊/住院号 ___20170312___　　科室 __中医__　　　　床号 __1__ 姓名 ___唐某___　　　性别 __男__　　　年龄 __47__ 岁 临床诊断 __心脾两虚__　　日期：__2017__ 年 __4__ 月 __11__ 日 Rp 党参 12g　白术 10g　北芪 15g　麦冬 9g　远志肉 10g　酸枣仁 9g 肉桂 6g　豆蔻 9g　甘草 9g　赤石脂 15g　木香(后下)10g 　　　　　　　　　　　　　　　　　　　　　　7 剂 用法：每日 1 剂，水煎 500mL。分早中晚三次饭后服。 　　　　　　　　　　　　　　　　　　医师：李某 药品金额：35.8 元　　　　　计价：张某 审核：卢某　　　调配：　　复核：　　　发药：	名称： _____ 特殊处理： _____ 配伍禁忌： _____ 其他： _____

审核处方 3：

×××医院处方笺	处方不合理之处
门诊/住院号 __20170319__ 科室 __中医__ 床号 __35__ 姓名 ___李某___ 性别 __男__ 年龄 __43__ 岁 临床诊断 _____ 日期：__2017__ 年 _5_ 月 _8_ 日 Rp 葶苈子 6g 桑寄生 15g 甘草 9g 桃仁 12g 穿心莲 6g 红花 10g 腹皮子 18g 牛膝 10g 杜仲 10g 夜交藤 9g 醋甘遂 5g 　　　　　　　　　　　　　　　　　　　3 剂 用法：每日 1 剂，水煎 500mL。分早中晚三次饭后服。 　　　　　　　　　　　　　　　　医师：李某 药品金额：29.9 元　　　　　　　计价：张某 审核：卢某　　调配：　　　复核：　　　发药：	名称： _____ 特殊处理： _____ 配伍禁忌： _____ 其他： _____

审核处方 4：

×××医院处方笺	处方不合理之处
门诊/住院号 __20170513__ 科室 __中医__ 床号 __12__ 姓名 ___李某___ 性别 __男__ 年龄 __51__ 岁 临床诊断 __肾阳虚__ 日期：2017 年 _6_ 月 _2_ 日 Rp 淮山 20g 枣皮 10g 茯苓 15g 牡丹皮 12g 泽泻 10 桂枝 12g 附子 15g 牛夕 12g 车前子 9g 熟地黄 15g 半夏 9g 甘草 9g 　　　　　　　　　　　　　　　　　　　3 剂 用法：每日 1 剂，水煎 500mL。分早中晚三次饭后服。 　　　　　　　　　　　　　　　　医师：李某 药品金额：42.2 元　　　　　　　计价：张某 审核：卢某　　调配：　　　复核：　　　发药：	名称： _____ 特殊处理： _____ 配伍禁忌： _____ 其他： _____

审核处方 5：

```
                    ×××医院处方笺
门诊/住院号  20170622    科室   中医    床号  15
姓名      李某        性别  女    年龄  38  岁
临床诊断   心火亢盛      日期:2017 年  6  月  15  日

Rp
白芍 15g   黄连 9g   当归 10g   生熟地 20g   甘草 10g   丁香 6g
麦冬 12g   朱砂 3g   玉金 10g   甘草 9g
                                        3 剂

用法:每日 1 剂,水煎 500mL。分早中晚三次饭后服。
                                      医师:李某

药品金额:23.9 元         计价:张某
审核:卢某     调配:     复核:      发药:
```

处方不合理之处

名称：
_____
特殊处理：
_____
配伍禁忌：
_____
其他：
_____

审核处方 6：

```
                    ×××医院处方笺
门诊/住院号  20170719    科室    中医    床号  55
姓名      李某        性别  男     年龄  38  岁
临床诊断   外感风寒      日期:2017 年  7  月  20  日

Rp
麻黄 9g    芍药 9g    细辛 6g    干姜 9g    甘草 6g    桂枝 9g
半夏 9g    五味子 6g   藜芦 3g
                                        3 剂

用法:每日 1 剂,水煎 500mL。分早中晚三次饭后服。
                                      医师:李某

药品金额:17.7 元         计价:张某
审核:卢某     调配:     复核:      发药:
```

处方不合理之处

名称：
_____
特殊处理：
_____
配伍禁忌：
_____
其他：
_____

审核处方 7：

×××医院处方笺	处方不合理之处
门诊/住院号　20170725　　科室　　中医　　床号　43 姓名　　温某　　　　性别　　男　　　年龄　26　岁 临床诊断　　湿邪困脾　　日期：2017 年　7　月　25　日 Rp 苍术 10g　半夏 10g　橘皮 12g　白术 10g　砂仁 9g　白附片 9g 厚朴 12g　腹皮子 18g　甘草 6g 　　　　　　　　　　　　　　　　　　　3 剂 用法：每日 1 剂，水煎 500mL。分早中晚三次饭后服。 　　　　　　　　　　　　　　　　　　医师：李某 药品金额：23.8 元　　　　　　计价：张某 审核：卢某　　　　调配：　　　　复核：　　　　发药：	名称： _____ 特殊处理： _____ 配伍禁忌： _____ 其他： _____

审核处方 8：

×××医院处方笺	处方不合理之处
门诊/住院号　20170823　　科室　　中医　　床号　47 姓名　　吴某　　　　性别　　男　　　年龄　26　岁 临床诊断　　肝胆湿热　　日期：2017 年　8　月　19　日 Rp 柴胡 12g　芒硝 9g　赤芍 10g　茵陈蒿 6g　栀子 10g　丹参 30g 秦艽 9g　藜芦 10g　三棱 9g　川楝子 12g　甘草 6g 　　　　　　　　　　　　　　　　　　　3 剂 用法：每日 1 剂，水煎 500mL。分早中晚三次饭后服。 　　　　　　　　　　　　　　　　　　医师：李某 药品金额：26.8 元　　　　　　计价：张某 审核：卢某　　　　调配：　　　　复核：　　　　发药：	名称： _____ 特殊处理： _____ 配伍禁忌： _____ 其他： _____

四、技能赛点

中药传统技能大赛、中药调剂员大赛审方要求如下。

10min 内根据《处方管理办法》和审方原则，审核两张处方，评分点主要包括：①处方前记；②处方正文；③处方后记等。其中处方正文包括中药别名、并开药物、脚注、配伍禁忌、毒性中药用量、特殊处理等。

中药调剂处方审核评分细则见表 1-15。

表 1-15 中药调剂处方审核评分细则

项目	审方要求	扣分项目
处方格式	处方前记中科别、日期、性别、年龄等是否符合《处方管理办法》中相关规定，找出处方中不规范之处	
	处方后记中医师签名、剂数、取药号等是否符合《处方管理办法》中相关规定，找出处方中不规范之处	
	处方类别中普通处方、儿科处方、急诊处方、外用处方等是否符合《处方管理办法》中相关规定，找出处方中不规范之处	
饮片用名	处方前记中科别、日期、性别、年龄等是否符合《处方管理办法》中相关规定，找出处方中不规范之处	
用药禁忌	妊娠禁忌、十九畏、十八反等配伍禁忌以《中国药典》2020 年版为依据，找出处方中不规范之处	
有毒中药	有毒中药饮片的限量以《中国药典》2020 年版为准。找出处方中有毒中药用量不规范之处	
煎法用法用量	找出处方中煎法、服法、用量的不规范之处	
特殊处理用法	先煎、后下等特殊处理方法，以《中国药典》2020 年版为准	

五、专家点拨

（1）审方对中医药知识技能的要求高，平时要博闻强记中医药知识，为审方打好基础。

（2）审方时，严格按照处方药物的顺序审核，以药为出发点，联想到该药有无毒性、特殊处理、用量用法、妊娠禁忌、相反相畏、并开、别名等多个审核关键点。

（3）药物的特殊处理，要按照《中国药典》，切忌主观臆断，如木香、荆芥、广藿香后下；菟丝子、紫苏子包煎等。

岗位任务三

处方计价

一、任务引入

现有中药处方：

黄芩 10g　石膏 15g　川楝子 10g　车前子 6g　茯苓 10g　金银花 6g　白术 10g　白芷 10g　白芍 10g　甘草 6g　　3 剂。

已知中药价格如下：黄芩 0.35 元/10g，茯苓 0.2 元/10g，金银花 5.2 元/10g，白术 0.4 元/10g，白芷 0.2 元/10g，车前子 0.3 元/10g，白芍 0.25 元/10g，甘草 0.3 元/10g，川楝子 0.25 元/10g，石膏 0.15 元/10g。上述方子 3 剂价格是多少？

二、任务学习

计价是按处方中的药味逐一计算得出每剂的总金额，填写在处方药价处。药价基于国家的物价政策，必须明码实价，不得任意抬高，并需准确计算。计价人员需要熟悉药品的零售价，通晓各种剂型的计算方法，熟悉运算技能，才能做好此项工作。随着时代的发展，计价大多是通过软件实现，珠算计价、计算器计价、人工记忆等方法已经逐渐退出舞台，计价工作也不再由调剂人员操作，而是由专门的计价收费员完成。

1. 计算方法

（1）汤剂是将每药的单价，乘以该药分量，求出每味药价积数；再将每味药价积数逐一相加，即为每帖药的单价。每贴（付）药的单价，乘以贴数，即为汤剂的总价。然后将总价写在处方的左下角或上角固定栏目里，并注明年、月、日，然后签字以备查。如属代煎药，再另加代煎费。然后办理收款手续，给患者开具报销凭证；若是特约挂钩单位，即可填入"联单"，以供结算用。

（2）散剂即在汤剂的基数上，增收加工费。先算出汤剂价；单位加工费×全方总重量＝加工费价；汤剂价＋加工费价＝散剂价。

（3）其他如丸、膏等剂型的计算方法，也在汤剂的基数上，分别增收加工费、辅助材料费或燃料费等。

2. 计价要注意

（1）每味药的价钱尾数不得进位或舍去，规定每一剂药价的尾数按四舍五入到"分"。

并开药中的单味药剂量按总量的平均值计算；单味药的药方，以一张处方药价的尾数四舍五入到"分"。

（2）药味如有不同规格或贵细药，在药名的顶部注明单价，使用蓝色或黑色钢笔、圆珠笔等，不能使用其他色笔或铅笔，以便再配时复核用。

（3）原方复配时，应重新核算价格，不得随原价。

（4）保证药价准确，不得任意估价和改价，计算的金额要求书写清楚，每张处方计价误差不多于或少于 0.05 元。

（5）公费医疗、合同记账应注意单位图章、日期、姓名等，是否涂改或过期以及冒名等。

（6）自费药品价格单列；计价完后计价人签字。

三、技能巩固

处方计价训练：

处方一：金银花 15g　连翘 10g　薄荷 9g　荆芥 9g　淡豆豉 12g　牛蒡子 9g　桔梗 9g　淡竹叶 6g　甘草 9g

处方二：党参 20g　紫苏叶 6g　葛根 6g　前胡 6g　茯苓 6g　法半夏 9g　陈皮 6g　桔梗 6g　枳壳 6g　木香 6g　甘草 9g

单味药价如表 1-16 所示。

表 1-16　单味药价

序号	品名	价格/(元/10g)	序号	品名	价格/(元/10g)	序号	品名	价格/(元/10g)
1	金银花	5.2	7	桔梗	0.53	13	前胡	0.53
2	连翘	0.3	8	淡竹叶	0.2	14	茯苓	0.36
3	薄荷	0.28	9	甘草	0.37	15	法半夏	0.52
4	荆芥	0.25	10	党参	0.23	16	陈皮	0.35
5	淡豆豉	0.15	11	紫苏叶	0.12	17	枳壳	0.33
6	牛蒡子	0.32	12	葛根	0.2	18	木香	0.25

四、技能赛点

中药类技能竞赛（中药传统技能、中药调剂员大赛）中处方计价均未涉及。本项实训任务，目前多由电脑计价，电脑计价具有速度快、精准度高、全天药品销售、金额可快速查询等优点。

五、专家点拨

（1）处方计价现在多由收费处完成，系统自动求和。

（2）处方计价要注意药价的变动，自费药品要单列。

（3）处方计价作为传统药店老掌柜的一大能力，有必要学好珠算。

岗位任务四

中药处方调配

一、任务引入

现有处方调配，如下：

普通处方

中药调剂员技能考核处方笺

费别：　市医保　　　医疗证号：201808　　　处方编号：202208008

姓名：　张某　　　性别：　男　　　年龄：　37　岁

门诊/住院病历号：　20220812　　　科别(病区/床位号)：　中医科

临床诊断：　肝胃不和、胃气阻滞型

开具日期：2023 年1 月27 日

住址/电话：　广州市××××××中心 1 栋 1 号,172×××× 700

Rp

柴胡 10g　　　旋覆花 9g

香附 8g　　　白芍 15g

川芎 10g　　　甘草 5g

共 3 剂

每日 1 剂,水煎 400mL,分早晚两次饭后温服。

医师：　李某　　　药价：　50.32 元　　　计价人：　景某

调配：＿＿＿＿＿＿　核对：＿＿＿＿＿＿　发药：＿＿＿＿＿＿

注:1.本处方当日内有效。

2.取药时请您当面核对药品名称、规格、数量。

3.延长处方用量原因:慢性病、老年病、外地、其他。

二、任务学习

以高标准完成该项工作，主要关注点在操作是否规范，称量是否准确、熟练（调配用时），参考中药传统技能大赛国赛方案，见表1-17。

表1-17　中药调剂操作比赛评分表

项目	评分标准细则
1.审核处方(10分)	单独进行审方考试，阅卷评分
2.验戥准备(5分)	着装不整洁，手及指甲不清洁者，扣1分
	戥秤不清洁、药袋及包装纸摆放不整齐者，扣1分
	持戥、校戥不规范者，扣3分
3.分戥称量(5分)	一次未减戥秤量或大把抓药或总量称定后凭经验估分者，扣1分
4.按序调配、单味分列(10分)	称量摆放顺序混乱或药物混杂者，扣1分
	药物撒在台面上未拣回或撒落地上者，扣1分
	每缺少1味药，扣5分
	抓错1味药，扣10分
5.单包注明(5分)	脚注处理错误或未单包，扣5分
	单包后未注明或标注错误，错一项，扣1分
6.复核装袋(10分)	处方调配完毕后核对不认真，没有看方对药者，扣1分
	存在缺味、错配现象没有发现者，扣5分
	装袋后未折口者，扣1分
	处方签字不合要求者，扣1分
	药袋未标注工位号者，扣1分
	药袋未标注患者姓名者，扣1分
7.发药交代(5分)	发药交代的内容(煎煮器具、加水量、浸泡时间、煎药时间、饮食禁忌等)均按要求在药袋上注明，得5分
	标注时有漏项者，每项扣1分
8.及时清场(5分)	调配工作完成后，戥盘未清洁者，扣1分
	戥秤未复原者，扣1分
	工作台不整洁者，扣2分
	饮片洒落不清理者，扣1分
9.总量误差率(15分)	低于$\pm1.00\%$的，得15分；$\pm(1.01\%\sim2.00\%)$的，扣3分(得12分)；$\pm(2.01\%\sim3.00\%)$的，扣6分(得9分)；$\pm(3.01\%\sim4.00\%)$的，扣9分(得6分)；$\pm(4.01\%\sim5.00\%)$的，扣12分(得3分)；超过$\pm5.00\%$的不得分
10.单剂最大误差率(15分)	低于$\pm1.00\%$的，得15分；$\pm(1.01\%\sim2.00\%)$的，扣3分(得12分)；$\pm(2.01\%\sim3.00\%)$的，扣6分(得9分)；$\pm(3.01\%\sim4.00\%)$的，扣9分(得6分)；$\pm(4.01\%\sim5.00\%)$的，扣12分(得3分)；超过$\pm5.00\%$的不得分
11.调配时间(15分)	在9min内完成的，得15分；在9.01~10.00min内完成的，得14分；在10.01~11.00min内完成的，得13分；在11.01~12.00min内完成的，得12分；在12.01~13.00min内完成的，得11分；在13.01~14.00min内完成的，得10分；在14.01~15.00min内完成的，得8分；超过15min，调配不得分

三、技能巩固

调配以下处方。

处方一：麻黄 6g　桂枝 12g　白芍 9g　干姜 6g　细辛 3g　炙甘草 6g　法半夏 6g 五味子 9g　白芷 9g　苍术 6g　　3剂。

处方二：薄荷 6g　金银花 9g　连翘 12g　淡豆豉 12g　荆芥穗 12g　桔梗 9g　牛蒡子 12g　桑叶 9g　菊花 6g　甘草 6g　　3剂。

处方三：二地 18g　百合 12g　麦冬 9g　白芍 6g　桔梗 6g　玄参 3g　川贝母 6g　当归 9g　甘草 3g　　3剂。

处方四：苍术 6g　柴胡 9g　羌活 9g　防风 9g　白芷 9g　川芎 10g　广藿香 12g　前胡 9g　甘草 6g　紫苏叶 6g　　3剂。

处方五：连翘 12g　金银花 9g　苦杏仁 12g　石膏 15g　板蓝根 9g　鱼腥草 6g　菊花 6g　甘草 3g　　3剂。

四、技能赛点

按照中药传统技能大赛的要求，中药处方调配采取无药斗抓药方式进行，处方饮片分别装在相同规格的不同药盒内，随机摆放在调剂台正前方，药盒上不标注饮片名称。竞赛时，参赛选手须在规定时间内，按照处方笺上的饮片名，从摆放的 12 味中药饮片（其中 2 味是易混淆的干扰品）中，调配 10 味×3 付处方中药。要求调配操作规范，剂量准确，脚注处理合理，包装美观牢固、整齐规范。竞赛规定时限 15min。

五、专家点拨

（1）调配时，要具备精准识别中药饮片的能力，如泽兰与佩兰、薄荷与荆芥、苍术和白术不能混淆，平时只有强化综合素质训练，才能在大赛时发挥出色。

（2）大赛煎煮器具不选择铁锅，可以是搪瓷锅、不锈钢锅和砂锅。

（3）煎煮前一般用冷水浸泡 30～60min。

（4）加水量第一煎一般控制在超过药面 3～5cm，第二煎一般控制在超过药面 1～2cm。

（5）煎煮时间要分解表药、一般药和补益药来确定。

岗位任务五

复核与包装

一、任务引入

现有学徒张某调配了以下处方。

丹参10g　当归12g　桃仁12g　蒲黄9g　川芎6g　赤芍6g　钩藤9g　木香10g　炙甘草6g　3剂。

从复核的角度，应从哪些方面进行呢？

张某随后进行了包药，图示如下：

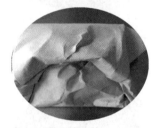

你认为有无问题？为传承几千年的包药精髓，应该如何做好此项工作？

二、任务学习

（一）复核

实际操作过程中，处方复核时间短，需要业务水平高、经验丰富、责任心强的中药师进行此项工作，复核主要包括以下内容。

（1）核对调配的药味、称取的分量和质量是否与处方相符。中药调剂员技能大赛中，其否决项是：配错药、缺味或多配药，整个"中药处方调剂"操作为0分。因此，切记不可抓错药，一旦发现，必须更正。调配错误对疾病治疗不利甚至危及患者生命。

（2）中药饮片有无虫蛀、发霉变质；该制不制、该捣不捣，生炙不分的药材。

（3）特殊煎服法的药物是否另包，并作说明。

（4）属于配伍禁忌药、毒剧药、贵细药的应用是否得当。

（5）如果是代煎药，还须复核煎药凭证与处方上姓名、送药日期、时间、地址、药帖（付）数是否相符。

（6）处方经全面复核无误后，需要签字（章），而后将药物装袋或包扎。

（7）牢记"四查十对"：四查指查处方、查药品、查配伍禁忌、查用药合理性。十对指对科别、姓名、年龄；对药名、规格、数量、标签；对药品性状、用法用量；对临床诊断。

（二）包装

包装是指将调配好并已核对过的中药按剂分别装入中药袋中（或用包装纸包装）的过程。包装需要看不同药房、药店的习惯，有些按照传统进行包装捆扎，有些直接装入胶袋。中国医药协会的中药调剂员技能大赛要求：动作熟练，包装牢固无漏药，包形美观，捆扎结实，患者姓名朝上将处方捆于包上。本书以北京同仁堂的传统包装方法（大包双层纸）附图进行介绍，辅以文字。

1. 包大包技能训练（见彩插）

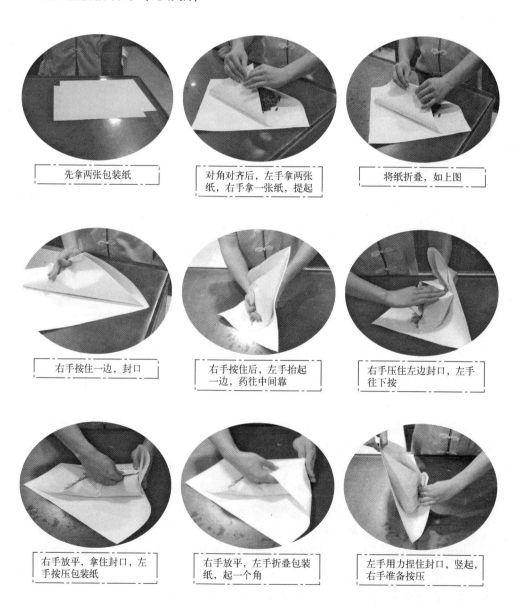

先拿两张包装纸	对角对齐后，左手拿两张纸，右手拿一张纸，提起	将纸折叠，如上图
右手按住一边，封口	右手按住后，左手抬起一边，药往中间靠	右手压住左边封口，左手往下按
右手放平，拿住封口，左手按压包装纸	右手放平，左手折叠包装纸，起一个角	左手用力捏住封口，竖起，右手准备按压

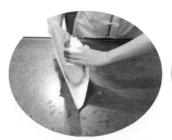

左手用力按压封口，右手按压

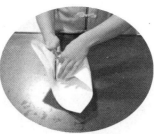

左手放平，右手按压

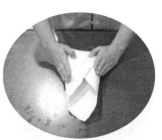

右手放平压平，左手按压

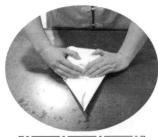

左右手往中间压，缩小窝口纸舌

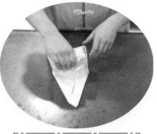

左手或者右手按压，准备窝口

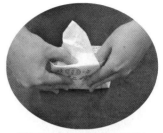

如图，将纸舌窝口，若不够紧，可以窝两次口

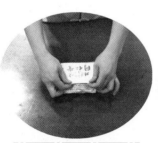

窝好口后，双手将纸压平绷紧，保持美观

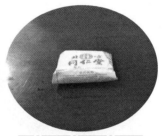

包好后的大包，如图

2. 包小包（非粉末）技能训练（见彩插）

调配好的药物，需单包的中药，包好后需要在小包上注明用法，一并装入中药袋中。在此以中药包小包图解演示，如下。

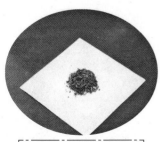

准备好小包装纸和药物，置于台面

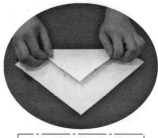

如图，将纸的一角对折

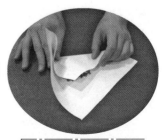

左手固定，右手拿起一角

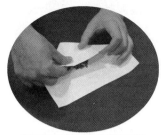

折叠，左手、右手压住，起一个角

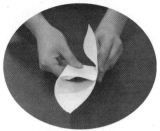

固定右边，左手折叠

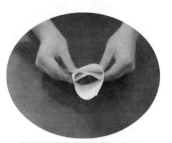

如图，左手将纸折叠

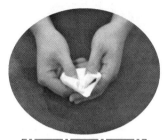

左右手的大拇指按住纸舌，往中间靠

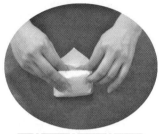

拿好纸舌，准备窝口

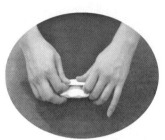

窝好口后，用力拉直稍压平

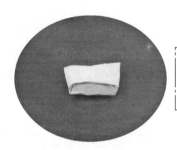

成品，包好后在纸上写明药物名称、用法。在技能大赛中，选手时间紧，包装往往不美观，要求不撒不漏即可

3. 包小包（粉末）技能训练（见彩插）

如果药材是粉末，按照上述包小包的方法药物容易漏出。在此介绍药材粉末的包装方法，图示如下。

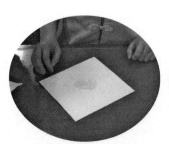

准备好小包装纸和药物粉末，置于台面

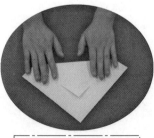

如图，将纸的一角对折

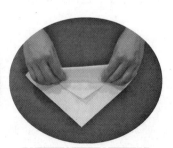

左右手固定纸的两端，翻折

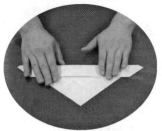

翻折后压平

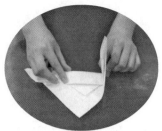

固定右边，左手折叠

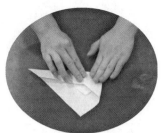

左手折叠后，起一个角

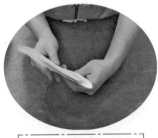

左手按住左边，右手拿住纸准备折叠

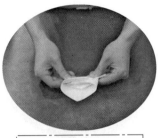

如图折叠后，按照上述包小包（非粉末）方法进行包药

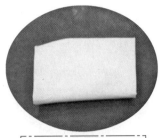

成品，包好后在纸上写明药物名称、用法。在技能大赛中，选手时间紧，包装往往不美观，要求不撒不漏即可

思考：请判断以下包装是否合适，并说明理由。

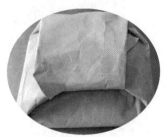

（三）捆扎（见彩插）

药物包好后，采用尼龙绳捆扎，图示如下。

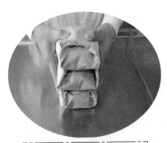

待捆扎的三包药放好，摆在一起，放直

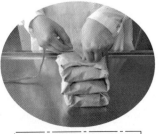

左手按住尼龙绳（短绳，约留手掌宽长度），按住绳子，右手捆扎

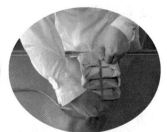

左手按住绳子，右手捆扎

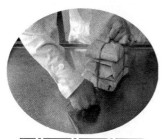

左手按住,右手捆扎,如图

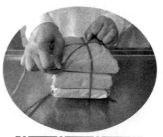

左手按住交汇处,右手拿住绳子

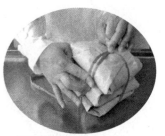

左手按住交汇处,右手拿住绳子,掏过来,使得紧一些,不会过松

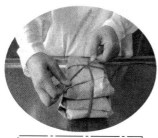

左手、右手拿住绳子,如有需要,交差打结一次,使之捆扎更紧

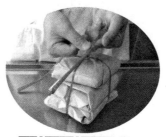

接下来打结。左手拿住短绳,右手拿住长绳,从左手手背绕过,再绕左手食指一圈,进入下一步

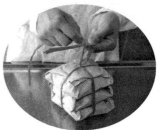

左手拿住短绳,左手食指绕过左手长绳,左手大拇指从左手食指空隙处掏短绳

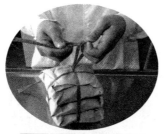

等短绳拉到一半时,右手拿住长绳,使劲拉,打一个结

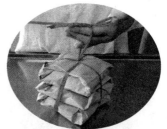

如图,打结后的扣刚好一个手掌宽大小,成功的应该是活结,拉短绳后,没有死结(疙瘩),即可

三、技能巩固

快速复核以下处方。

处方一:薄荷 9g　陈皮 9g　人参 3g　茯苓 6g　防风 12g　广藿香 9g　蝉蜕 6g　厚朴 12g　羌活 9g　牛蒡子 6g　甘草 6g　　3剂。

处方二:水牛角 30g　地黄 15g　元参 9g　竹叶 3g　麦冬 9g　丹参 6g　石膏 15g　金银花 9g　连翘 6g　　3剂。

处方三:当归 10g　干地黄 15g　防风 9g　蝉蜕 6g　知母 10g　栀子 12g　滑石 10g　甘草 10g　木通 6g　　3剂。

复核处方时注意以下内容。

（1）处方中应单包的药物有哪些？应如何标注？

（2）处方中有无需要特殊处理的药物？

（3）处方中有无需要临时捣碎处理的药物？

四、技能赛点

按照中药传统技能、中药调剂员竞赛的要求，处方调配完毕后必须核对。扣分标准如下。

复核要求：①核对不认真，没有看方对药者，扣1分。②存在缺味、错配现象没有发现者，扣5分。③装袋后未折口者，扣1分。④处方签字不合要求者，扣1分。⑤药袋未标注工位号者，扣1分。⑥药袋未标注患者姓名者，扣1分。

包药要求：动作熟练，包扎牢固无漏药，包形美观，捆扎结实，患者姓名朝上将处方捆于包上。（每项2分）

五、专家点拨

（1）复核过程很重要，抓错药有可能导致严重后果，甚至危及患者生命。在中药传统技能竞赛中，抓错药扣10分；中药调剂员竞赛中，抓错药中药调剂得0分。务必仔细核对，严禁出错。

（2）包药可以用单层纸或双层纸包，多向业界技能大师学习，做到包装快捷，整齐美观。

（3）中药老字号的包药方法有多种，需要多学多练。

岗位任务六

发药交代

一、任务引入

现有处方（丹参 10g　当归 12g　桃仁 12g　蒲黄 9g　川芎 6g　赤芍 6g　钩藤 9g　木香 10g　炙甘草 6g　3剂）已经调配完毕，完成包药，应如何进行发药交代呢？

二、任务学习

发药是指将调配好并已包装好的药品发给患者的过程，是中药调剂工作的最后一个环节。发药工作虽简单，但稍有疏忽错发药剂，其后果不堪设想。基本要求是核对患者姓名，双手递药，礼貌服务；交代汤剂煎煮清楚（重点交代需特殊处理中药的煎煮方法）。主要内容如下。

（1）核对患者姓名、年龄、住院床号（或门诊号），并与处方上核对。尤其是要防止错取错用，核对无误后，才能将药交给患者或其家属。

（2）明确交代煎煮方法和服用注意事项。

（3）正确交代患者用药期间的饮食"忌口"。

① 治疗"寒证"，服用温性药如干姜、附子、肉桂等，不宜吃"生冷"食物；治疗热证，服用清热药时，如石膏、知母、连翘、地黄等，以及滋阴药物石斛、沙参、麦冬等，不宜吃辛辣食物，食用可能会降低药物的疗效。

② 服药时，不宜饮浓茶，浓茶中含有鞣质，可能与某些中药发生反应，导致疗效不确定。服用使君子时，忌饮浓茶；服用人参时，患者不宜食萝卜、饮浓茶。

三、技能巩固

下列处方如何做好发药交代？

处方一：薄荷 9g　陈皮 9g　人参 3g　茯苓 6g　防风 12g　广藿香 9g　蝉蜕 6g　厚朴 12g　羌活 9g　牛蒡子 6g　甘草 6g　3剂。

处方二：水牛角 30g　鲜地黄 15g　元参 9g　竹叶 3g　麦冬 9g　丹参 6g　石膏 15g　金银花 9g　连翘 6g　3剂。

处方三：当归 10g　干地黄 15g　防风 9g　蝉蜕 6g　知母 10g　栀子 12g　滑石 10g

甘草 10g　木通 6g　　　　3剂。

四、技能赛点

中药传统技能竞赛，发药交代主要体现在专用药袋上，而中药调剂员比赛，发药交代要求为：核对患者姓名（1分），双手递药，礼貌服务（2分）；交代清楚（重点交代需特殊处理中药的煎煮方法）（2分）。

五、专家点拨

（1）发药交代，要特别注意核对患者姓名、身份证、缴费发票，做到一一对应。

（2）发药时，注意双手递药，重点是对特殊处理药物的交代。

附：中药调剂考核

结合多年的中药调剂考核经验，总结为：秤要会拿，纸要会摆，药要会放，包药熟练，打好活结。把握好这些调剂技能，学生考核基本能达到本项目的学习要求。

按以下处方进行中药饮片调剂考核。

麻黄 9g　桂枝 12g　白芍 12g　干姜 9g　辛夷 6g　五味子 10g　白附片 10g　炙甘草 6g　3剂。

中药传统技能大赛、中药调剂员大赛的考核办法，往往适用于备赛、参赛学生，针对人数较少的班级可操作。对于数十人的班级并不适用，且本课程教学目的主要是让大多数学生学会中药调剂过程，参考标准见表 1-18。

表 1-18　中药调剂考核参考标准

评分项目	评分标准	分值
工具准备	持戥正确，校戥过程无误	5分
审方	审查中药别名、并开、脚注等全面、无误	10分
调配	持戥正确，拉斗适度，抓药不洒药	10分
	称量正确，分剂量准确	10分
	按处方顺序倒药，整齐有序，间隔平放	10分
特殊处理	另包（品种正确）	10分
	另包（入药方法正确）	5分
包装捆扎	包装动作熟练，牢固无漏药，包形美观	10分
	捆扎结实，整体美观，打活结	10分
考试用时	在规定时间内完成	5分
清场	药物返回药斗，清理台面，干净整洁	5分
综合表现	心理素质良好，综合表现佳	10分
总计		100分

实训项目二
中成药调剂

【学习目标】

- 知识目标：

1. 掌握中成药分类陈列的原则及操作方法。

2. 掌握问病荐药技术，掌握与顾客沟通交流的基本技能、服务礼貌用语。

3. 掌握感冒、咳嗽、实热火毒、便秘、泄泻、胃脘痛、不寐、头痛、痹证、虚劳、妇科、儿科、五官科、骨伤科、外科用药的问病要点、辨证分型。

4. 熟悉常见病用中成药的适用证型、功效以及注意事项。

- 技能目标：

1. 学会综合应用中医药知识，熟练进行问病荐药，能根据任务给出的病例症状作出初步辨证，并根据患者自身情况推荐合适中成药。

2. 能熟练进行中成药分类陈列操作，按照中成药分类经营管理制度等管理药店、药房。

- 素质目标：

1. 培养学生具有专业中成药知识，热爱中成药营业岗位，具有良好的用药责任意识，继承和发扬中药特色技术。

2. 培养学生熟练操作的基本技能，做到精益求精，推进健康中国建设。

3. 培养学生归纳总结、终身学习的能力。

【项目导入】

- 情境描述：　李某，女，35岁。因有感冒症状，自觉无需就医，又想借助中成药减轻症状，但不知道哪种中成药比较合适，因而走进药店寻求店员帮助。店员通过简单问询了解该患者的中医证型，根据具体症状推荐了中成药，并对中成药应如何使用进行了详细介绍，患者满意地购药离开。

- 情境分析：　现实生活中，如感冒、咳嗽等小病小痛，人们常会选择自行到药店购药进行治疗。特别是中成药，人们常将之作为购药首选，认为它安全、有效、副作用少。

- 讨论：　常用治疗感冒的中成药有哪些？该如何根据症状特点进行选择？

- 学前导语：　自我药疗是指没有医师或其他医务工作者的情况下使用非处方药，缓解轻度和短期的症状与不适，或用于治疗轻微疾病。自我药疗在西方国家十分普遍，能够减轻有限的卫生资源的压力，同时节省了患者的时间和费用。可以说，非处方药是自我药疗的基础，中成药被认为副作用小、具有综合调治功效而备受欢迎。就感冒而言，可用于治疗的中成药品种很多，普通消费者在选择上确有不小困难。药店营业岗位从业人员应根据所学专业知识，做到有针对性的问询，提供准确的药品信息，为广大消费者服务。

岗位任务一

中成药调剂工作认知

一、任务引入

从事中成药调剂工作，要知晓中成药调剂室的设施和布局，做好中成药分类陈列上架，按药店经营空间进行合理布局，做好环境卫生，明确特殊中成药存放，明确实训周授课安排。

现有中成药，牛黄解毒片、橘红痰咳液、京制牛黄解毒片、益母草膏、连花清瘟胶囊、小柴胡颗粒、小儿七星茶、双黄连口服液、安宫牛黄丸、麝香风湿膏、藿香正气口服液、跌打丸、清开灵胶囊、川芎茶调丸、麻仁丸、橘红丸、逍遥丸、正骨水、川贝枇杷膏、乌鸡白凤丸、消积化食口服液。这些中成药应该如何规范分类陈列呢？

二、任务学习

（一）中成药的分类陈列

药品陈列上架应按治疗病证的科目分门别类，化学药和中成药应分列（实际操作可参考药品包装上的批准文号信息，其中字母 H 代表化学药，Z 代表中成药），处方药与非处方药分列（非处方药包装盒正面右上方通常有醒目的 OTC 标识）。另外还有非药品区和医疗器械区，各类药品、非药品器械均不能串位。

1. 区分处方药与非处方药

非处方药需带有 OTC 标识的规范实施已有 20 多年历史，多数厂家的药品都能按此规范办理。因此，多数药店在药品分类摆放时，多把最小包装带有 OTC 标识的药品放入非处方药区，区域标识为 OTC。除此之外就是处方药区，区域标识为 Rx。药店应做到非处方药区只能摆放带有 OTC 标识的非处方药，没有 OTC 标识的药品都应摆在处方药区，不串区、不串货位。

2. 分类摆放原则

（1）特殊药品特殊管理原则　有二类精神药品经营资格的药店，应设立专柜存放精神药品，不能与其他药品混同摆放，不要放在特别醒目的位置，并做到专人管理、专册登记，以保证存放安全。

（2）药品与非药品分开原则　非药品应在药柜之外摆放，不应与药品混放，更不能摆在药品的中间。有经营避孕药具等家庭常用医疗器械资格的药店，应设置医疗器械专柜。

（3）处方药集中陈列原则　鉴于目前处方药属于"双轨制"管理阶段，对必须持处方购买的药品应集中摆放，并制作明显标识，以提示消费者购买时出示处方。

（4）外用、易串味药单放原则　为防止药品成分相互影响，应将外用和易串味药品单独摆放，并相对分开。

（5）按用途分类原则　为方便消费者选购和经营者取药，药店应按用途分类摆放药品，如内科用药、伤科用药等。

（6）按功能放置原则　在分类摆放的基础上，药店要再按功能分类放置药品，如内科用药可分为呼吸内科用药、消化内科用药、神经内科用药、心血管内科用药等。

（7）非处方药突出原则　在以上原则下，药店在摆放药品时，要把非处方药摆在最醒目的位置，并尽可能地突出乙类非处方药，以方便消费者选择购买，提高消费者的自我保健、自我药疗能力。

（8）中成药与化学药分柜摆放　中成药按治疗科别可分为内、外、妇、儿、皮肤、骨伤、五官科用药七类。化学药按治疗科别可分为呼吸系统用药、消化系统用药、神经系统用药、妇科用药、儿科用药、五官科用药、皮肤科用药、维生素与矿物质类药等；若采取综合分类方法又可分为呼吸系统用药、消化系统用药、神经系统用药、心脑血管用药、妇科用药、儿科用药、皮肤科用药、五官科用药、抗菌消炎药、激素类药、其他类药等。

3. 陈列要求与注意事项

（1）陈列要求　遵循整洁、美观、丰满、定位原则。

整洁就是要按药品大类、分类、细类，及其规格、用途、价格等方面的特征，分门别类陈列摆放，使之一目了然。要做到整洁，除了开始摆放工作做好以外，药店工作人员还应勤加巡查整理，保持药品的清洁、整齐。

美观是指摆放药品时应力求格调一致，色彩搭配。摆放的方法要尽可能归类摆放或适度穿插排列，在不影响美观的前提下，应将滞销的药品搭配在旺销的药品之中，以利于销售。

丰满是要做到药品多而不挤，少而不空，及时加货，不留空位，方便顾客的选购。

定位是要固定药品的摆放货位，这样既便于销售又易于管理。当然，定位不是一成不变的，而是应随季节变化和需求量的变化，做适当的调整。

（2）陈列的注意事项

① 易见易取：陈列应将药盒正面面向顾客，不被其他商品挡住视线；货架最底层不易看到的商品要倾斜陈列或前进陈列。对主推的新品或着力宣传的中成药突出陈列，可以陈列在端架、堆头，容易让顾客看到，从而起到好的陈列效果。

② 先进先出：中成药都有有效期和保质期，因为顾客总是购买货架前面的药品，陈列可以按进货时间将先进的药品放在前面，后进的药品放在后面，以便于销售。

③ 注意药物的关联性：药店 OTC 区药品陈列为了方便顾客选购，强调药品之间的关联性，如治疗感冒中成药常和清热解毒类药或止咳化痰类药相邻，皮肤科用药和皮肤科外用药相邻。

药品陈列没有绝对的规则，在满足以上分类陈列的原则下，药店在摆放药品时，要把非处方药摆在最醒目的位置，并尽可能地突出乙类非处方药，以方便消费者选择购买，提高消费者的自我保健、自我药疗能力。一般区分处方药和 OTC 品种、口服药和外用药，再按照药架高低和中成药使用频率进行布置。简而言之，在分类陈列过程中应将中成药和实际场地情况相结合，做到分类清晰有条理，选药高效更省时。

　　想一想：哪种布局更合理？

　　下列三组图（图2-1～图2-3）中，你觉得哪一个安排会更为合理？请小组成员通过分析讨论后选择并说明理由。

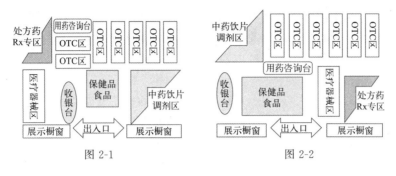

图 2-1　　　　　　　　　　　　　　　　图 2-2

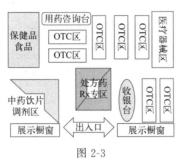

图 2-3

（二）中成药的调剂常规

　　医院门诊药房或零售药店通常不将中成药进行拆零销售，因此中成药调剂和中药饮片调剂相比较为简单，但应注意发药前检查中成药的包装是否完好，药名、规格、数量、用量用法等和处方对照是否一致。

　　更为重要的一点是，两种或两种以上中成药配伍使用时可能存在"十八反""十九畏"的配伍禁忌。因此，应对两种或两种以上中成药进行组成检查，排除配伍禁忌。例如较常见的，风湿病患者长期服用含川乌的中成药，偶发咳嗽时则应避免使用含半夏、川贝母或浙贝母、瓜蒌的中成药（半蒌贝蔹及攻乌）。

　　临床上还有化学药与中成药联用的例子，实际工作中也会遇到许多慢性病患者长期服用某种化学药进行持续治疗，如需同时服用中成药则应避免组成中可能产生拮抗作用或产生毒副作用的品种，或者中成药和化学药不要同时服用，之间间隔1～2h则相对安全。例如，高血压患者治疗感冒尽量避免使用含有麻黄的中成药，避免引起血压波动。

　　如遇到比较特殊的药物用法，发药嘱咐时同样需要耐心向顾客解释清楚，直至对方清晰明白，尤其是老年人与小儿用药。

（三）药架药柜的日常管理

1. 保持卫生、清洁

　　药柜和药架应时常整理，保持卫生清洁。特别是开架销售的药品，最底层或销售量少的容易积尘，可用干净干布轻轻擦拭除去，或用掸子掸尘。药架、药柜旁以及过道均不宜堆放物品，以免影响通行，遮挡光线。

2. 日常管理

上架或巡查时应注意以下事项。

（1）药品与货架上的标签严格对应　药品归类合理，相同品种而不同规格药品分开码放，相同药品按照生产日期先后码放有序。包装相似或读音相似的药品分开码放，避免混淆。码放后核对药物与货架上的标签内容是否对应，如药品名称、生产厂家、规格、条形码编号等。

（2）核对药品养护条件、环境　要求避光、防潮的药品或需特殊养护的药品要经常检查储存是否符合要求。特别是冷藏柜的温度和制冷状况要每日检查，做好记录。

（3）药品标签和有效期的检查　部分药品标签脱落时应另外存放，慎重核对后再行处理。药品距离有效期 6 个月，应有明显标识，销售时应特别提醒患者注意。及时处理过期失效品种，杜绝过期失效药品售出。

（4）特殊药品管理　应严格执行国家有关管理规定，定期盘点，做到账物相符。

（5）定期盘点统计　所有销售以及库存药品均应定期进行盘点统计报表工作，必须做到账物相符，一切原始单据都要完整保存。将所有库存的有效期药品公布于醒目处，方便定期检查。

（四）服务礼貌用语

药店经营过程中接待顾客需要使用服务礼貌用语，如"您好""请"等，但和其他经营行业有区别的是应避免用"欢迎光临""欢迎下次再来"等，而用"请问您有什么需要""祝您早日康复"等代替。

"言为心声"，营业员的柜台用语要做到"五声""十二字"和"五忌""五不讲"。"五声"：顾客进柜有招呼声，挑选药品有介绍声，提出问题有解答声，收款找零有交代声，顾客离开有道别声。"十二字"的习惯用语："您、请、谢谢、对不起、没关系、再见"。"五忌"：忌信口开河，忌生硬唐突，忌声音低轻，忌伤客自尊，忌以牙还牙。"五不讲"：粗话、脏话不讲，讽刺挖苦的话不讲，欺瞒哄骗的话不讲，催促埋怨的话不讲，误导顾客购药的话不讲。

为顾客服务时，态度应亲切和蔼，热情耐心认真，言语交谈应简洁明了，不套用专业术语，尽可能用通俗易懂的表达让顾客感觉到值得信赖，提高工作效率。

三、技能巩固

1.通过查阅说明书，说明以下中成药联用是否合理。

（1）小活络丸与橘红丸；（2）金佛止痛丸与丁细牙痛胶囊；（3）桂附地黄丸与白及胶囊。并说明理由。

2.患者，男，60 岁。其向药师讲述，自我感觉腰膝酸冷，形寒肢冷，肢体浮肿，小便频数。有人说他是肾虚，让他用六味地黄丸治疗，前来药店咨询，请你对其进行用药指导。

四、技能赛点

2022 年全国医药行业特有职业技能竞赛——中药调剂员技能大赛中，对中成药的陈列作了以下要求。

（1）严格遵守药品码放分类原则：药品与非药品分开；处方药与非处方药分开；内服药与外用药分开；中药与西药分开。

（2）药品摆放要美观、整齐，在同一个区域内摆放的药品首先按照内科用药、外科用药、骨伤科用药、皮肤科用药、五官科用药、妇科用药、儿科用药的标识牌分区域摆放，其次考虑证型集中，再次考虑剂型集中。同一药品摆放在一起（前后摆放，但不得有间隙）；同品名或同品种不同规格药品相邻摆放，相邻品种间的间隙不能过大（不超过3cm），相同药品按有效期摆放，近效期药品放在前面；药品摆放整齐无倒置。

（3）摆放过的药品，需要放回，药盒要轻拿轻放，不能随意损坏。

五、专家点拨

（1）中成药调剂简单概括为：查对信息要做全，联用避免犯禁忌，慢病选药多留心，发药嘱咐多耐心。

（2）成药陈列上架，切记陈列四大原则。

（3）竞赛时要注意爱护成药包装盒，轻取轻放，切莫损坏。

中成药问病荐药技术

一、任务引入

中成药问病荐药人员对病证症状、成药功效主治、使用注意事项等均要准确地掌握。能在简单的对话过程中分析证型，推荐合适的中成药品种。

现有一老年患者，前来购买治疗新冠病毒感染引起发热的中成药，应询问哪些问题？连花清瘟颗粒与连花清瘟胶囊，哪个更合适？

二、任务学习

（一）问病荐药技巧

去药店购药的大多数患者，所患的通常都是一些轻微病症，如呼吸系统的感冒、咳嗽、痰症、支气管哮喘；消化系统的烧心、嗳气、消化不良、腹泻、便秘、轻症的胃痛；神经系统的头痛、偏头痛、牙痛；皮肤的一般炎症；妇科的常见月经痛、阴道炎；儿科的消化不良、咳嗽；五官科的鼻炎、咽喉炎、眼部轻微感染；计划生育的避孕用药等。部分患者具有一定的自我诊断和自我治疗经验，明确待购药物基本情况及其用法；而另一部分患者缺乏一定的自我诊断和治疗经验，需要药店药学技术人员提供购药用药指导。

问病应注意语言通俗，亲切和蔼，热情耐心，让患者感觉到值得信赖。如问病涉及患者隐私时，应态度认真并注意措辞，必要时可由其他店员在场协助。做好问诊，要注意以下内容。

1. 问一般情况

一般情况包括了解患者的性别、年龄等，小儿则需了解月龄。

2. 问主诉和病史

（1）主诉　主诉是指患者就诊或购药咨询时，其感受最明显或最痛苦的主要症状及其持续时间。主诉往往是患者就诊或购药的主要原因，也是疾病的主要矛盾。对主诉的正确分析可判断疾病的大致类别和轻重缓急。聆听时应集中注意力，边听边分析。

（2）现病史　现病史包括患者疾病从起病之初到就诊或购药咨询时病情演变与诊察治疗的全部过程，以及全部自觉症状。

① 起病情况。主要询问有无明显的起病原因或诱因，起病的时间，是否有传染病接

触史，起病的轻重缓急，疾病初起症状、部位、持续时间及程度等。如："腹泻前有没有吃过什么生冷东西？""有没有发热？""哪里最不舒服呢？"

② 病情演变。按时间顺序询问，起病到就诊时病情的变化情况，症状的性质、部位、程度有无明显变化，病情变化有无规律性。如："早上还是晚上咳得比较重？""是一着急就会觉得肚子痛吗？"

③ 诊察治疗过程。询问起病之初到就诊或咨询前，有无经过治疗，有无做任何检查，服用过何药，服用药物的名称、剂量及效果如何，有无出现其他不良反应等。

④ 现在症状。要询问本次就诊或咨询的全部自觉症状。

（3）既往、生活、家族史

① 既往史包括患者既往健康状况，曾患过何种疾病及其诊治情况，现是否痊愈，有无后遗症，是否患过传染病，有无药物或其他过敏史。如："平时是不是特别容易疲倦？""平时会不会特别容易感冒？"

② 生活史包括患者的生活习惯、饮食嗜好、劳逸起居、工作情况等。如患者有无生活在有地方病或传染病流行的地区，有无精神刺激；生活习惯、饮食烟酒嗜好如何。

③ 家族病史。询问患者直系亲属或血缘关系较近的旁系亲属的患病情况，有无患传染性或遗传性疾病，如肺痨、糖尿病等。

（二）特殊人群问病荐药服务

问病荐药过程中尤其应注意做好以下人群的服务工作：慢性病患者、老年人、小儿。应视具体情况推荐选购安全性大的药品。

1. 慢性病患者荐药注意事项

慢性疾病是指在短期内较难彻底治愈的疾病，常见的如心脑血管疾病（高血压、冠心病、脑卒中等）、内分泌系统疾病（糖尿病、高脂血症）、恶性肿瘤、慢性阻塞性肺部疾病（慢性气管炎、肺气肿等）、精神异常和精神病等。

（1）慢性病基础用药原则

① 全程足量。应严格按原来慢病治疗方案用药，做到足量、准量、定时，不能擅自中断疗程，否则会产生不良后果。

② 防止积蓄。在长期用药的过程中，累积剂量往往较大，可能会增加人体解毒器官的负担。长期患病的人体质本来就差，尤其要注意保护肝肾功能。

③ 避免滥用。有些慢性病患者同时患有多种疾病，合并用药较多。一些药物相互作用后会产生毒性物质，不但不利于治疗，而且会危害身体。因此，慢性病患者用药应该针对主要疾病施治，绝不能乱用药物。

④ 多方配合。除了药物治疗外，还可配合物理治疗、饮食疗法、体育疗法、心理疗法、气功疗法、手术疗法等。患者不应有完全依赖用药的想法。

（2）兼病荐药原则　当慢性病患者出现感冒、咳嗽等兼病自行购药治疗时，应注意以下问题。

① 与基础用药相宜。不宜选用可能与患者基础用药产生拮抗或相反作用的药，如高血压患者风寒感冒时不宜使用小青龙颗粒等含麻黄的中成药，因为麻黄有神经兴奋作用，

抵消降压作用。推荐前可仔细阅读说明书中的注意事项。

② 剂型适宜。选择剂型时也要考虑部分辅料对病情的影响。如糖尿病患者不宜推荐糖浆剂、含糖颗粒剂、含糖合剂、部分口服液、糖衣片等，以免引起血糖波动。一般以汤药、片剂、丸剂为宜。如糖尿病患者有皮肤溃烂的现象，推荐贴膏剂时也要提醒不能用于破损皮肤上。

③ 服药时间调整。鉴于慢性病患者已形成基础药服药习惯，在服用治疗兼病的药物时，可错开时间。如高血压患者每日在早上服用长效降压药，则治疗其他病的药物可在降压药服用后1～2h后再服用，避免药物相互作用。

2. 老年人荐药注意事项

老年人（年龄在60岁以上）机体内环境出现稳定性衰退，造成药物在体内的吸收、运转、分解、排泄功能降低，极易在体内蓄积，产生毒性。老年人多数有慢性病病史，因此，尤其注意老年人用药中可能存在的药物联用。

向老年人荐药应注意以下事项。

① 仔细询问用药史、药物过敏史等。

② 通过问病确定药物治疗是必需的；选择疗效确切，对肝、肾功能损害较小的药物；选择剂型时，应避免大的片剂或胶囊；液体制剂对于老年人来说较易吞服。

③ 单用一种药物能治疗者不用两种或多种药物。如病情确需多种药物联合应用时，应注意其毒性有无相加作用，如抗感染首先要使用抗生素，用广谱抗生素期间应注意菌群失调，防止二重感染。

④ 用药的剂量不宜过大。一般来说，60岁以上老年人用药，以成人用量的3/4为宜。

⑤ 用药的时间宜短不宜长，以免产生对药物的依赖性、耐受性和成瘾性。注重固本扶正，标本兼顾。

⑥ 药物不宜过温过剧。老年人气虚体弱，对于药性剧烈的药物常因不耐受而发生虚脱、休克等。

⑦ 无须用药能自愈、体弱或兼证较轻的可建议用中药调养，尽量做到攻补兼施。也可建议应用食补。

老年人记忆力及认知分辨能力下降，药物的储存、使用、管理不当，也容易造成误服或过量服用，在发药时应更加耐心、仔细向老年患者逐项说明。

3. 小儿荐药注意事项

小儿处于生长发育阶段，许多脏器、神经系统发育尚不完全，对许多药物极为敏感，故儿科用药时应按新生儿期、婴幼儿期和儿童期3个阶段正确选择药物，合理使用，以保证用药安全。

（1）新生儿用药特点　新生儿用药多数由医师指导，主要考虑给药途径、体液、血浆蛋白结合率、酶、肾功能的影响。

（2）婴幼儿期用药特点　口服给药时以糖浆剂为宜（适口性）；油类药应注意，绝不能给睡熟、哭闹或挣扎的婴儿喂药，以免引起油脂吸入性肺炎；混悬剂在使用前应充分摇匀。

由于婴儿吞咽能力差，且大多数不肯配合家长自愿服药。服用肠溶片或控释片时，不能压碎，否则其疗效下降，造成刺激，引起恶心、呕吐。

（3）儿童期用药特点　部分中药如人参、鹿茸、淫羊藿等有性激素样作用，儿童应避免使用，以免出现性早熟、精神亢奋等不良反应。

（4）小儿用药注意事项　①熟悉小儿特点，不滥用药物；②严格把握剂量，注意间隔时间；③根据小儿特点，选好给药途径。

一般来说，经胃给药较安全，应尽量采用口服给药。小儿皮肤角化层薄，药物极易透皮吸收甚至中毒，因此外用给药时间不要太长，间隔时间不能太短。

三、技能巩固

问病荐药技巧需要反复训练，同一种疾病证型不同，或不同疾病证型有可能相同，需要强化问病荐药技巧。请按照以下实例，进行巩固训练。

1. 按照以下疾病证型，设计问病荐药过程

外感风寒型感冒、外感风热型感冒、外感风寒型咳嗽、外感风热型咳嗽、内伤痰湿型咳嗽、内伤阴虚型咳嗽。

2. 请按照以下案例，设计问病荐药过程

（1）患者，男，38岁。发热2天，头痛口渴，流黄稠涕，咳嗽咽痛，舌尖红，苔薄黄，脉浮数。

（2）患者，女，22岁。晨起发热，微恶寒，身倦无汗，头晕，恶心呕吐，腹泻，舌苔白腻。

（3）患者，女，42岁。四肢倦怠，乏力，轻微发热，鼻流清涕，食欲不振。平时易出汗，畏风寒。

（4）患者，女，28岁。咳嗽3天，咳痰白质稀量较多，鼻时流清涕，胃纳不佳，舌苔薄白，脉浮。

（5）患者，男，37岁。咳嗽5天，痰黏而少，不易咳出，伴咽干口渴，口唇干燥，舌红苔薄黄。

3. 请按照以下成药的功能主治，设计问病荐药过程

通宣理肺丸、藿香正气水、二陈丸、四君子汤、六味地黄丸、香砂养胃丸、银翘解毒片、牛黄解毒片、生脉饮、归脾丸。

四、技能赛点

2022年全国医药行业特有职业技能竞赛——中药调剂员中成药考试要求如下。

辨证荐药：根据患者的症状，辨证论治，推荐合适的治疗中成药。用药咨询：回答患者的用药咨询，辨析用药对错，指导合理用药。

五、专家点拨

（1）问病荐药技巧，可按照以下进行：问病因、问病长、问病诊（治疗经过）、问病现（包括舌诊）、问病调（交代患者饮食起居）。五个环节能紧密相扣，不断锤炼技巧。

（2）多种方式训练问病荐药技巧，可从疾病证型、案例、成药功能主治等方面进行训练。

岗位任务三

常见疾病用药推荐

从事中成药问病荐药工作，对病证症状、中成药功效主治、使用注意等均要熟悉。能在简单的对话过程中根据患者的症状分析证型，辨证论治，推荐合适的中成药。同时能回答患者的用药咨询，辨析用药对错，指导合理用药。

中成药的辨证荐药及用药咨询，在实训过程中以小组（6～10人）为单位，以某一给出案例为核心，通过讨论分析其症状特点，作出初步辨证，再以辨证结论缩小选药范围或根据某些症状特点选定几种中成药。分析完成后设计顾客和店员的交流过程并选定二人分饰，模拟荐药场景。在熟练情况下，亦可分析处方组成原理，或者以成药为出发点，设计问病荐药过程。

一、内科常见疾病用药推荐

（一）内科（外感、肺系病证）常见疾病用药推荐

1. 任务引入

现有一患者，前来购买治疗感冒咳嗽的中成药，应询问哪些问题以确认证型？不同证型应推荐哪些中成药，还有哪些注意事项需要向患者说明的呢？

任务导向问题一：外感病证如何辨别是风寒还是风热？

分析表格如下。

细目	外感风寒	外感风热
发热		
畏寒		
头痛		
口渴		
咽痛		
鼻涕、痰		

任务导向问题二：风寒感冒和外感风寒咳嗽用药可以一样吗？

任务导向问题三：当外感病证出现明显热象时，选药的侧重点该如何调整？

任务导向问题四：如何简单区别出外感咳嗽与内伤咳嗽？

任务导向问题五：不同脏腑的热证表现症状各有哪些特点？

分析表格如下。

细目	肺胃热盛	肝经火热	心火亢盛
发热特点			
局部表现			
头面症状			
二便特征			

2. 任务学习

（1）感冒　以冬、春为多见，临床表现以鼻塞、流涕、喷嚏、咳嗽、头痛、恶寒、发热、全身不适等为特征。往往具有明显的季节特征：如冬季多属风寒，春夏多属风热，夏季多夹暑湿，秋季多兼燥气。现代生活、工作环境多有空调，易发生"空调病"，往往属于风寒挟湿型感冒，即便是盛夏也可能发生。

 实例示范

病例：患者，男，65岁。两天前自觉畏寒明显，无汗，鼻塞，流清涕；咳嗽，头痛，周身酸痛。

1. 问病荐药情景模拟

店员：请问有什么可以帮您的？

患者：（鼻音较重）我觉得有点不舒服，可能是感冒了，想买点药。

店员：看您穿得比较厚实，鼻塞也挺重，有没有发热怕冷？

患者：（点头）比较怕冷，量过体温不是很高，还咳嗽、头痛。

店员：那是着凉感冒了，有没有出汗呢？

患者：（摇头）全身都痛，脖子后面这里特别酸软，很不舒服。

店员：痰多吗？

患者：有痰，白色的。

店员：那要吃点药稍微发汗才好得快些，请问您平时有吃其他的药吗？

患者：我有高血压，平时都吃圣通平（硝苯地平缓释片）。

店员：那还是吃点九味羌活丸吧，最好跟降压药错开吃，隔两个小时左右。稍微发发汗以后身上就会轻松些。您回去还是要多喝点温水，或者喝点姜汤，也能帮助发汗的。记得要保暖，汗出了就及时换衣服，别吹风。

患者：得吃多长时间啊？

店员：先吃两天，汗出了不发热，就可以不吃了，最主要还是要多休息，不要吃油腻寒凉东西。

患者：好的，谢谢！

店员：不客气，祝您早日康复！

2. 用药分析

（1）证属明显的风寒表证，治疗应选用辛温解表方药荆防败毒散、葱豉汤、羌活胜湿汤、麻黄汤（南方地区慎用）、桂枝汤等方剂制成的中成药。

（2）服药后，可温覆喝热粥或热汤。微微出汗，以助药力驱散风寒。

（3）患者属老年人，应考虑到体虚的因素，发汗不宜过。虽然本证用含麻黄的感冒药也合适，但患者有高血压病史，而老年人多数睡眠较短，不宜使用。

（4）市售药品中治疗风寒感冒的中成药较少，可能与病例所在地常年高温潮湿，易于热化有关，治疗上习惯用辛凉的药物；治疗风寒感冒的辛温药物易于燥化，难以掌握使用，若使用不当会加重病情。

（5）除了药物外，也可用缓解症状的方法，如紫苏粥、温热的姜糖水、沸水冲泡的葱白豆豉汤、热水泡脚等。关键就是要适量出汗；当全身微微汗出，就有可能将表邪祛除。

问病要点如下。

① 辨清是风寒感冒还是风热感冒。风寒感冒以畏寒重、发热轻、头痛身痛、鼻塞流清涕为特征；风热感冒以发热重、畏寒轻、头痛、口渴、鼻塞流黄稠涕、咽红或红肿为特征。其中咽部是否红肿、有无口渴常是鉴别风寒、风热的主要依据。可以根据实际情况灵活设问，辨清寒热，选择辛温发汗或辛凉清解的中成药："请问您有发热吗？""体温多少？""感觉怕冷吗？""有喉咙痛吗？""有没有觉得口渴想喝水？""鼻涕、痰是稀白的还是黄稠的？"

② 辨认兼证。夹暑邪者多见于炎夏，以身热有汗、心烦口渴、小便短赤、舌苔黄腻为特征；夹湿邪者，多见于梅雨季节和空调病，以肩颈或四肢酸痛（外在湿邪），或身热不扬、头重如裹、胸闷腹胀或腹泻（肠胃湿滞）等为特征；夹食积者以胸脘胀闷、胃口差、腹泻、苔腻、有酸腐口气等为特征。荐药时应配合祛暑、化湿、润燥、消食导滞等治疗，可提高疗效。可问："还有没有哪里不太舒服？""有没有肚子胀或腹泻？""这几天胃口好不好？"

③ 分辨体虚感冒。体虚感冒须扶正与解表兼施，应问清平时状况，通常老年人、体质弱者、久病者、产后妇女易感，以气虚甚至阳虚的症状为特点，平时多见易疲倦，力气不足，声低懒言，反复易感。可问："平时比较容易疲倦吗？""比一般人容易感冒吗？"

④ 区别时行感冒（流感）。流感辨证以风热多见，具有起病急、发热重，伴有咽喉红肿疼痛，具有传染性的特点，选药应重用清热解毒之品，或联用解热镇痛类药品，建议患者使用口罩或居家隔离，减少传染途径，并提醒患者如服药三天未能减轻症状应及时就医。可问："有发热吗？""体温多少？"

常用感冒中成药见表 2-1。

表 2-1　常用感冒中成药举例

证型	病证特点	中成药	适应症	应用关键点	注意事项/用法用量
风寒感冒	恶寒重，发热轻，无汗，头痛，兼见鼻塞声重，时流清涕，喉痒咳嗽，痰稀薄色白，舌苔薄白，脉浮。好发于冬季	九味羌活丸	疏风解表，散寒除湿。用于外感风寒挟湿所致的感冒，症见恶寒、发热、无汗、头重而痛、肢体酸痛	头颈或四肢酸痛，口微渴	姜葱汤或温开水送服，一次 6～9g，一日 2～3 次
		通宣理肺丸	解表散寒，宣肺止嗽。用于风寒束表、肺气不宣所致的感冒咳嗽，症见发热、恶寒、咳嗽、鼻塞流涕、头痛、无汗、肢体酸痛	咳嗽与外感症状并重	口服。水蜜丸一次 7g，大蜜丸一次 2 丸，一日 2～3 次
		感冒清热颗粒	疏风散寒，解表清热。用于风寒感冒，头痛发热，恶寒身痛，鼻流清涕，咳嗽咽干	风寒风热症状不明显的都可应用	开水冲服。一次 1 袋，一日 2 次
		注：风寒感冒冲剂、午时茶颗粒、甘和茶等中成药亦可用于风寒感冒。如兼有明显头痛症状，也可用川芎茶调丸（主治风邪头痛）			
风热感冒	发热重，恶寒轻，或有汗。鼻塞喷嚏，流黄涕或稠涕，头痛，咽喉疼痛，咳嗽痰稠，舌苔薄黄，脉浮数。多发于夏秋季	银翘解毒片	疏风解表，清热解毒。用于风热感冒，症见发热头痛、咳嗽口干、咽喉疼痛	发热较明显，口渴或伴有明显咽喉痛	口服。一次 4 片，一日 2～3 次
		桑菊感冒片	疏风清热，宣肺止咳。用于风热感冒初起，头痛，咳嗽口干，咽痛	发热不重，咳嗽口渴，头痛	口服。一次 4～8 片，一日 2～3 次
		双黄连口服液	疏风解表，清热解毒。用于外感风热所致的感冒，症见发热、咳嗽、咽痛	发热，咳嗽，咽喉疼痛	口服。一次 10mL，一日 3 次；小儿酌减或遵医嘱
		羚翘解毒丸	疏风清热，解毒。用于风热感冒。症见恶寒发热，头晕目眩，咳嗽，咽痛，两腮赤肿等症	发热，头晕目眩	口服。浓缩丸，一次 8 丸，一日 3 次；水丸，一次 5g，一日 2～3 次；大蜜丸，一次 1 丸，一日 2～3 次
		广东凉茶颗粒	清热解暑，祛湿生津。用于四时感冒，发热喉痛，湿热积滞，口干尿黄	发热，咽喉疼痛，口渴	开水冲服。一次一袋，一日 2 次
		注：羚羊感冒片、感冒退热颗粒、柴胡口服液、防风通圣丸、银黄颗粒、维 C 银翘片等亦可用于风热感冒，如有明显头痛症状，可用菊花茶调丸或芎菊上清丸（主治外感风邪偏正头痛、发热）			
气虚感冒	素体气虚，易反复感冒，兼见倦怠乏力，气短，食欲不振，咳嗽咯痰无力，舌质淡苔薄白，脉弱	参苏丸	益气解表，疏风散寒，祛痰止咳。用于身体虚弱、感受风寒所致感冒，症见恶寒发热、头痛鼻塞、咳嗽痰多、胸闷呕逆、乏力气短	气虚基础证，并见外感咳嗽有痰	口服。一次 6～9g，一日 2～3 次
		玉屏风颗粒	益气，固表，止汗。用于表虚不固，自汗恶风，面色㿠白，或体虚易感风邪者	以表虚不固易感冒为特点，或见自汗。应在表证症状不明显或表证痊愈后使用	开水冲服。一次 1 袋，一日 3 次

证型	病证特点	中成药	适应症	应用关键点	注意事项/用法用量
时行感冒	呈流行性发生。发病急、病情重,有传染性。可见寒战高热,体温可达 39℃以上,全身酸痛,酸软无力,咽痛,舌红苔黄,脉数	板蓝根颗粒	清热解毒,凉血利咽。用于肺胃热盛所致的咽喉肿痛、口咽干燥、腮部肿胀;急性扁桃体炎、腮腺炎见上述证候者	发热不重,咽喉肿痛、口咽干燥	开水冲服。一次 5～10g,或一次 1～2 袋。一日 3～4 次
		抗病毒口服液	清热祛湿,凉血解毒。用于风热感冒、温病发热及上呼吸道感染,流感、腮腺炎病毒感染疾患	发热,口渴,咽喉肿痛,咳吐黄痰	口服。一次 10mL,一日 2～3 次(早饭前和午饭、晚饭后各服一次;小儿酌减。【临床症状较重、病程较长或合并有细菌感染的患者,应加服其他治疗药物】
		清开灵胶囊	清热解毒,镇静安神。用于外感风热时毒、火毒内盛所致高热不退、烦躁不安、咽喉肿痛、舌质红绛、苔黄、脉数者;上呼吸道感染、病毒性感冒、急性化脓性扁桃体炎、急性咽炎、急性气管炎、高热等病症属上述证候者	高热不退,咽喉肿痛,舌质红绛	口服。一次 1～2 粒,一日 3 次。儿童酌减或遵医嘱。【注意】久病体虚患者如出现腹泻时慎用
		连花清瘟胶囊	清瘟解毒,宣肺泄热。用于治疗流行性感冒属热毒袭肺证。症见发热、恶寒、肌肉酸痛、鼻塞流涕、咳嗽头痛、咽干咽痛、舌偏红、苔黄或黄腻	发热重,热象明显。肌肉酸痛,鼻塞流涕	口服。一次 4 粒,一日 3 次。风寒感冒者慎服
暑湿感冒	发热,身重倦怠,头昏重痛,或鼻塞流涕,咳嗽,胸闷欲呕,小便短赤,舌苔黄腻或白腻,脉濡数。多发生于夏季	藿香正气丸	解表化湿,理气和中。用于外感风寒或夏伤暑湿,内伤湿滞证。症见头痛昏重、胸膈痞闷、脘腹胀痛、呕吐泄泻、舌淡红、苔白腻、脉浮或濡缓	头痛昏重,胸膈痞闷,脘腹胀痛,呕吐泄泻,苔白腻	口服。一次 5～10mL,一日 2 次,用时摇匀
		十滴水	健胃,祛暑。用于因中暑而引起的头晕、恶心、腹痛、胃肠不适	头晕,恶心,腹痛,胃脘不舒	口服。一次 2～5mL;儿童酌减
		清热银花糖浆	清热解毒,通利小便。用于外感暑湿所致的头痛如裹,目赤口渴,小便不利	头痛,目赤,口渴,小便不利	口服。一次 20mL。一日 3 次

注:感冒常伴有咳嗽症状,如咳嗽属于兼症,可以感冒用药为主,联用外感咳嗽用药;如咳嗽上升为主症,则可按后面的咳嗽问病荐药过程进行处理。

荐药首要考虑非处方药,尤其是安全性较好的乙类非处方药,没有合适的再考虑甲类非处方药。部分病症如需用到处方药应向患者说明,以下病症选药原则相同。

(2)咳嗽 咳嗽病因复杂,可分外感与内伤两大类。外感咳嗽多见于感冒,风寒、风热、风燥都可诱发;内伤咳嗽病因较为复杂,饮食、情志等常常能加重病情,延长病程。

病例：患者，女，30岁。两周前患感冒，伴有咳嗽，咽喉红肿疼痛，舌红苔薄黄；数天后感冒减轻，但咳嗽加重，咽喉不痛，痰多，黄稠。

1. 问病荐药情景模拟

店员：请问您需要点什么？

患者：（声音较重浊）我前两个星期感冒好了之后还一直咳嗽，看有没什么药能治一下。

店员：现在已经没有流鼻涕这些了吧？

患者：（点头）没有了，原来还喉咙痛的，现在也没有了。

店员：咳嗽有痰吗？

患者：（点头）有，还比较多的，一咳就有。

店员：颜色呢？黄的还是白的？

患者：比较黄。

店员：那是有点痰热了，感冒没治彻底，入里化热了。还有没有哪里不舒服？胃口还好吗？

患者：胃口不算很好，咳的时间长精神也不太好。

店员：那是的，要用点清热化痰的药才好得快。给您推荐清气化痰丸，治痰热咳嗽效果不错的。

患者：我不太想吃这种大药丸，有没有其他选择啊？

店员：有好些药都可以的，比如这个急支糖浆，好入口些。

患者：糖浆好，就选这个吧，吃多长时间？

店员：您注意观察自己情况，如果痰开始变稀更容易咳出，颜色从黄绿色转白色，都是快好的标志，再吃几次就差不多了。不过吃药一定要按时按量，还有就是忌口，别吃甜的、油腻的，还有生冷的。

患者：原来这样啊，我之前还吃牛肉火锅，难怪一直好不了。太谢谢你了！

店员：不客气，记得饮食上注意些。

2. 用药分析

（1）此证是常见的表证转里证，从风热感冒转为痰热咳嗽。治疗应当考虑表里双解还是清热化痰，因此，问病时应了解是否还有鼻塞流涕等表证症状。

（2）清热化痰类中成药有许多，只要区别清热的力度是否合适即可。此证患者提出了剂型的要求，也可按个体需求进行荐药。

（3）咳嗽病程较长者，应提醒忌口事宜。

问病要点如下。

① 辨清外感还是内伤。外感咳嗽多为新病，起病急，病程短，常伴有肺卫表证，属邪实，进一步辨明其寒热，可参考感冒内容；内伤咳嗽，多为久病，起病缓，病程长，多伴其他脏腑病证。可设问："咳嗽多长时间了？""同时有没有感冒的症状？"

② 问咳嗽的声音及发作时间。咳声高扬者属实，咳声低弱者为虚。咳嗽时作，发于白昼，鼻塞声重者多为外感咳嗽。晨起咳嗽，阵发加剧，咳声重浊，多为痰浊咳嗽。午后或黄昏咳嗽较剧，咳嗽轻微，短气乏力者，多为气虚或阴虚咳嗽；午后、黄昏咳嗽加重，咳嗽轻微、短促者，多为肺燥阴虚。此项对分析内伤咳嗽尤为重要，也可通过听患者的声音来判断，可设问："早上咳得重还是晚上咳得重？""咳嗽有没有伴随鼻塞流涕？"

③ 问痰的颜色、性质及量。咳嗽痰少或干咳无痰者，多属燥热、火、阴虚。痰多者，常属痰湿、痰热和虚寒。痰白稀薄者，属风、属寒。痰白而稠厚者属湿。痰黄而黏稠者，属热。痰中带血多属热伤肺络或阴虚肺燥。可设问："咳嗽有痰吗？稀白的还是黄稠的？""是干咳吗？痰容不容易咳出来？"

④ 选药时要注意外感咳嗽忌敛肺止咳，或病初起使用补涩药，否则易使外邪内郁，肺气不畅，痰浊不易排出，咳嗽加重。

咳嗽常用中成药如表 2-2 所示。

（3）实热火毒用药　实热火毒较多见的是"上火"现象，常见的症状有：恶热喜冷，口渴喜冷饮，面红目赤，烦躁不宁，痰、涕黄稠，吐血衄血，小便短赤，大便干结，舌红苔黄而干燥，脉数等。应抓住特征"红肿、热痛、躁黄"，通常还会出现湿热、热极动风、迫血妄行等证，须问明辨清。

 实例示范

病例：患者，男，35 岁，加班熬夜 10 天左右，咽喉红肿疼痛，声音沙哑，牙龈上长有两脓疮，导致咀嚼吞咽困难，舌红苔黄。

1. 问病荐药情景模拟

店员：您好，请问需要点什么？

患者：（捂脸痛苦状）估计是上火了，嘴里长疮很疼。

店员：您声音也哑了，看来挺严重，有几天了？有发热吗？

患者：加班熬夜了十来天，前几天开始就很不舒服了，喉咙也疼，牙疮也很疼，吃东西都吃不下去了。倒是没有发热。

店员：我看看您舌头。舌苔又黄又干燥，舌头很红呢，上火挺严重，大小便怎样呢？

患者：小便也黄，便秘了好几天了，浑身上下哪里都不舒服。

店员：牛黄解毒片或者黄连上清丸都可以的，既能清热，还能针对您便秘的问题，可以先吃三天看看。您平时肠胃功能还可以吗？不会容易拉肚子吧？

患者：肠胃还可以。两个药同时吃吗？

店员：选一个就可以，吃三天症状减轻，便秘解决了就不用吃了。如果牙疮疼得厉害，建议您加一个六神丸，取一丸贴在口疮上，也好得快。要注意好休息，尽量别熬夜，平时可以多喝点水，多吃些火龙果之类的下火水果。

患者：好的，那我再加个六神丸。谢谢你啊！

店员：不客气，请到那边付款取药吧。

2. 病例分析

（1）此证是常见的肺胃实热证，以口腔、胃肠症状为主，满足红肿热痛特点。因为没有明显发热，可以不用考虑退热。

（2）清热类中成药有许多，只要区别清热的力度是否合适，选药功能不重复即可。如热证已形成实邪（便秘），则须结合有泻下作用的中成药使用。

（3）该患者的热证由生活方式改变引起，应提醒他进行调节，并根据证候回避不适宜的食物。

表 2-2　咳嗽常用中成药举例

证型	病证特点	中成药	功用	应用关键点	注意事项/用法用量
外感风寒型咳嗽	咳声重浊，气急喉痒，咯痰稀薄色白，伴有鼻塞，流清涕，头痛，肢体酸痛，恶寒发热，无汗等表证症状，舌苔薄白，脉浮或浮紧	桂龙咳喘宁胶囊	止咳化痰，降气平喘。用于外感风寒，痰湿阻肺引起的咳嗽，气喘，痰涎壅盛等症；急、慢性支气管炎见上述证候者	咳嗽，气喘，喉痒，痰多色白，汗出恶风，头痛，苔白腻。以喘息明显为宜	口服。一次 3 粒，一日 3 次。【注意】服药期间忌烟、酒、猪肉及生冷食物
		蛇胆陈皮散	理气化痰，祛风和胃。用于痰浊阻肺，胃失和降，咳嗽，呕逆	以痰多稀白易咳出为特点，外感症状不重	口服。一次 0.3～0.6g，一日 2～3 次
		复方川贝精片	宣肺化痰，止咳平喘。用于风寒咳嗽，痰多气喘，胸闷，痰喘引起的咳嗽，急、慢性支气管炎见上述证候者	咳嗽，痰多，胸闷	口服。一次 3～6 片，一日 3 次。小儿酌减
		注：通宣理肺丸，杏苏止咳糖浆，小青龙颗粒，风寒咳嗽颗粒等亦可用于风寒咳嗽			
外感风热型咳嗽	咳嗽痰黏或黄稠，咯痰不爽，或咽喉痛，口干咽痛，鼻流黄涕，发热汗出，头痛，舌苔薄黄，脉浮数	急支糖浆	清热化痰，宣肺止咳。用于外感风热所致的咳嗽，症见发热，恶寒，胸膈满闷，咳嗽咽痛，急性支气管炎，慢性支气管炎急性发作见上述证候者	发热，恶寒，胸膈满闷，咳嗽咽痛	口服。一次 20～30mL，一日 3～4 次；儿童周岁以内一次 5mL，一至三岁一次 7mL，三至七岁一次 10mL，七岁以上 15mL，一日 3～4 次
		蛇胆川贝散	清肺，止咳，除痰。用于肺热咳嗽，痰多	肺热咳嗽，咳嗽，痰多	口服。一次 0.3～0.6g，一日 2～3 次
		川贝枇杷糖浆	清热宣肺，化痰止咳。用于风热犯肺，痰热内阻所致的咳嗽痰黄或痰多不爽，咽喉肿痛，胸闷胀痛，感冒、气管炎见上述证候者	咳嗽痰黄，咽喉肿痛，胸闷胀痛	口服。一次 10mL，一日 3 次
外感秋燥型咳嗽	秋季常发。喉痒干咳，无痰或痰少而黏，咯痰不爽，或痰中带有血丝，伴有咽喉干痛，唇鼻干燥，舌质红干而少津，舌苔薄黄，脉浮	川贝止咳露（川贝枇杷露）	止嗽祛痰。用于风热咳嗽，痰多上气或燥咳	风热咳嗽，燥咳	口服。一次 15mL，一日 3 次；小儿减半
		枇杷叶膏	清肺润燥，止咳化痰。用于肺热燥咳，痰少咽干	燥咳，痰少，咽干	口服。一次 9～15g，一日 2 次
		注：川贝清肺糖浆，蛇胆川贝枇杷膏，蜜炼川贝枇杷膏，杏苏合剂等亦可用于秋燥咳嗽			

续表

证型	病证特点	中成药	功用	应用关键点	注意事项/用法用量
痰湿咳嗽	咳嗽反复发作,晨起咳甚,咳声重浊,痰多,痰黏体腻或痰声带痰成块,色白或带灰色,常伴体倦、腹胀、大便时溏,舌苔白腻,脉濡滑	二陈丸	燥湿化痰,理气和胃。用于痰湿停滞导致的咳嗽痰多,胸膈胀闷,恶心呕吐	咳嗽痰多色白易咯,胸膈痞闷,肢体困倦,舌苔白润	口服。一次9~15g,一日2次
		杏仁止咳合剂	化痰止咳。用于痰浊阻肺,咳嗽痰多;急、慢性支气管炎见上述证候者	咳嗽,痰多,无发热	口服。一次15mL,一日3~4次
		橘红痰咳液	理气化痰,润肺止咳。用于痰浊阻肺所致的咳嗽、气喘、痰多;感冒、支气管炎见上述证候者	咳嗽,气喘,痰多	口服。一次10~20mL,一日3次
内伤痰热壅肺型咳嗽	咳嗽气息急促,或喉中有痰声,痰多、咳吐不爽,或痰有热腥味、或痰吐血痰,胸胁胀满,咳时引痛,面赤、身热,口干欲饮,舌质红,舌苔薄黄腻,脉滑数	羚羊清肺丸	清肺利咽,清瘟止嗽。用于肺胃热盛,感受时邪,身热头晕,咳嗽痰盛,咽喉肿痛,鼻衄咳血,口干舌燥	身热头晕,咳嗽痰盛,咽喉肿痛,鼻衄咳血,口干舌燥	口服。一次6g(30丸),大蜜丸一次1丸,一日3次
		复方鲜竹沥液	清热化痰,止咳。用于痰热咳嗽,痰黄黏稠	以热象较重为特点	口服。一次20mL,一日2~3次
		止咳橘红口服液	清肺,止咳,化痰。用于痰热阻肺引起的咳嗽痰多,胸满气短,咽干	咳嗽痰多,胸满气短,咽干	口服。一次10mL,一日2~3次;儿童酌减或遵医嘱。【注意】忌食辛油腻
		橘红片	清肺,化痰,止咳。用于痰热咳嗽,痰多,色黄黏稠,胸闷口干	咳嗽痰多,色黄黏稠,涩而难出,胸闷胸闷痛	口服。一次6片,一日2次
	注:川贝枇杷糖浆、牛黄蛇胆川贝液、橘红丸、清气化痰丸、麻杏甘石合剂、枇杷止咳胶囊等亦可用于痰热壅肺咳嗽				
内伤阴虚型咳嗽	干咳,咳声短促,痰少而黏、或痰中带血丝,或咳吐咽燥,或口干咽痛,有午后潮热,盗汗,口干、舌红,少苔,脉细数	百合固金丸	养阴润肺,化痰止咳。用于肺肾阴虚,燥咳少痰,痰中带血,咽干喉痛	燥咳少痰,痰中带血,咽红少苔,干喉痛	口服。水蜜丸一次6g,大蜜丸一次9g,小蜜丸一次1丸,一日2次
		养阴清肺膏	养阴润燥,清肺利咽。用于阴虚肺燥,咽喉干痛,干咳少痰或痰中带血	咽喉干痛,干咳少痰或痰中带血	口服。一次10~20mL,一日2~3次
		二母宁嗽丸	清肺润燥,化痰止咳。用于燥热蕴肺所致的咳嗽,痰黄而黏不易咳出,胸闷气促,久咳不止,声哑喉痛	咳嗽,痰黄黏稠不易咳出	口服。大蜜丸一次1丸,水蜜丸一次6g,一日2次
	注:川贝雪梨膏、川贝雪梨糖浆、麦味地黄丸等亦可用于内伤阴虚型咳嗽				

注:内伤咳嗽病程较长,多已累及脾胃,因此,可见饮食积滞等症状,除了按时服药物以外,还需忌甜食、油腻、生冷等食物,避免收湿类药且避免加重脾胃负担于病情不利。

问病要点如下。

① 辨明寒热。里热证、实热证的特点是但热不寒，应该和前述感冒表证的恶寒发热区分开，可设问："有发热吗？同时会不会怕冷？""自己感觉热吗？有出汗吗？"

② 问起病新久。实火证多为急性起病，虚热证多为病程日久。可设问："发热有几天了？"

③ 问热型，辨虚实。实热证的特点是高热，多见于外感急性发热性疾病，或脏腑功能失调所致的内热火毒证；而虚热证的特点是低热，多见于久病或大病之后。可设问："有没有量过体温呢？""之前有没有什么其他症状？"

④ 问热在何脏。对于里热证，还需辨清脏腑，多见肺胃热，也有肝胆热，肺胃热症状集中在咳嗽，咽喉、牙龈红肿疼痛，口腔溃疡，口舌生疮，便秘等。肝胆热则有一个典型症状：胁肋疼痛不适或眼睛发红作痛，可将自身相应位置指示给患者看。可设问："有哪儿特别不舒服吗？""是这儿疼吗？（以手指示自己一侧肋骨或眼睛）"。

⑤ 注意护胃、保津。清热药物多寒凉苦燥，最易伤阳败胃劫津，不宜久服过服，尤其对于平时肠胃功能差人群，必要时可配和胃护阴之品。可设问："平时肠胃会不会容易不舒服？""会不会容易拉肚子？"

实热火毒常用中成药如表 2-3 所示。

3. 技能巩固

（1）按照以下疾病证型，设计问病荐药过程。

外感风热型感冒、暑湿型感冒、外感风寒型咳嗽、外感秋燥型咳嗽、内伤痰湿型咳嗽、内伤痰热壅肺型咳嗽、内伤阴虚型咳嗽、肺胃热盛型咽痛、心火上炎型小便涩痛、肝火上炎型胁肋痛、暑热症。

（2）请按照以下案例，设计问病荐药过程。

① 患者，男，60岁。微觉发热，恶寒明显，咳嗽痰多稀白，伴鼻塞流清涕，舌红苔薄白。

② 患者，男，43岁。感冒3天后出现咳嗽，气息急促，痰稠黏难咳出，面赤身热，口干欲饮，舌红苔黄。

③ 患者，女，50岁。咳嗽2周未愈，痰多稀白，易于咳出，常见身重困倦，四肢无力，饭后或进油腻甜食后加重，舌苔厚白。

④ 患者，男，28岁。近两日突然出现口舌生疮，牙痛，咽喉红肿疼痛，自觉胃中灼热，喝冷饮稍解，舌红苔黄。

⑤ 患者，男，18岁。数天前参加夏季野外采集活动回来后开始出现高热，出汗多，口渴欲饮，心烦不寐，舌红苔黄。

⑥ 患者，女，20岁。症见口舌生疮，咽喉肿痛，心烦，失眠。伴小便短赤涩痛，舌尖红，苔黄。

（3）请按照以下成药的功能主治，设计问病荐药过程。

银翘解毒片、通宣理肺丸、参苏丸、桑菊感冒片、橘红丸、蛇胆陈皮散、百合固金丸、川贝枇杷膏、三黄片、龙胆泻肝丸、黄连上清丸、六神丸。

表 2-3 实热火毒常用中成药举例

证型	病证特点	中成药	适应症	应用关键点	注意事项/用法用量
实火证	壮热，喜冷饮，口渴，面红目赤，烦躁或神昏谵语，腹胀满痛拒按，大便秘结，小便短赤，舌红，苔黄而干，脉洪滑数实	牛黄解毒片	清热解毒。用于火热内盛，咽喉肿痛，牙龈肿痛，口舌生疮，目赤肿痛	牙龈肿痛，甚则牙龈化脓；口舌生疮；便秘。以一系列中上焦肺胃热证症状为特点	口服。小片一次3片，大片一次2片，一日2～3次。孕妇禁用
		六神丸	清凉解毒，消炎止痛。用于咽喉肿痛，喉风喉痈，单双乳蛾，小儿热疖，痈疡疔疮，乳痈发背，无名肿毒	咽喉红肿疼痛，或牙龈肿痛，外用调敷应注意用量	口服。一次8～10粒，一日1～2次。含服或开水吞服。外用：取10粒用温开水或米醋调成糊状，每日涂搽数次
		栀子金花丸	清热泻火，凉血解毒。用于肺胃热盛，口舌生疮，牙龈肿痛，目赤眩晕，咽喉肿痛，吐血衄血，大便秘结	口舌生疮，牙龈肿痛，咽喉肿痛，吐血衄血，大便秘结	口服。一次9g，一日1次。孕妇慎用
		众生丸	清热解毒，活血凉血，消炎止痛。用于上呼吸道感染，急、慢性咽喉炎，急性扁桃体炎，疮毒等症	咽喉症状较重	口服。一次4～6丸，一日3次。外用，捣碎，用冷开水调匀，涂患处
		安宫牛黄丸	清热解毒，镇惊开窍。用于热病，邪入心包，高热惊厥，神昏谵语，脑卒中昏迷及脑膜炎，中毒性脑病，败血症见上述证候者	高热烦躁，神昏谵语，口干舌燥，舌红或绛，苔黄燥	口服。一次2丸或一次1丸，小儿三岁以内一次1/4丸，四至六岁一次1/2丸，一日1次；或遵医嘱。孕妇慎用
		紫雪散（紫雪）	清热开窍，止痉安神。用于热入心包、热动肝风证。症见高热烦躁，神昏谵语，惊风抽搐，斑疹吐衄，口渴唇焦，尿赤便秘，舌质红绛，苔黄燥，脉数有力	高热烦躁，神昏谵语，惊厥，舌红绛，苔干黄。有动风现象	口服。一次1.5～3g，一日2次；周岁小儿一次0.3g，五岁以内小儿每增一岁，递增0.3g，一日1次；五岁以上小儿酌情服用。孕妇禁用

注：三黄片、清开灵胶囊、银黄片、清热解毒口服液、一清颗粒、清热解毒口服液、同仁牛黄清心丸、局方至宝散等亦可用于实火证

证型	病证特点	中成药	适应症	应用关键点	注意事项/用法用量
脏腑热证	不同脏腑的火热表现不同。如心经火热证以心胸烦热、口舌生疮、或小便赤、舌红、脉数或大等为辨证论治要点	龙胆泻肝丸	清肝胆，利湿热。用于肝胆湿热，头晕目赤，耳鸣耳聋，胁痛口苦，尿赤涩痛，湿热带下	口苦，小便黄，舌红苔黄，脉弦数	口服。小蜜丸一次6～12g(30～60丸)，大蜜丸一次1～2丸，一日2次。孕妇慎用
		黄连上清丸	散风清热，泻火止痛。用于风热上攻、肺胃热盛所致的头晕目眩、牙齿疼痛、暴发火眼、咽喉肿痛、大便秘结、耳痛耳鸣、小便短赤	头晕目眩，牙龈肿痛，口舌生疮，咽喉肿痛，大便干燥，小便黄赤	口服。水丸或水蜜丸一次3～6g；小蜜丸一次6～12g(30～60丸)，大蜜丸一次1～2丸，一日2次。忌食辛辣食物，孕妇慎用，脾胃虚寒者禁用
		导赤丸	清热泻火，利尿通便。用于火热内盛所致的口舌生疮，咽喉疼痛，心胸烦热，小便短赤，大便秘结	口舌生疮，咽喉疼痛，小便短赤	口服。水蜜丸一次2g，大蜜丸一次1丸，一日2次；周岁以内小儿酌减
		左金丸	泻火，疏肝，和胃，止痛。用于肝火犯胃，脘胁疼痛，口苦嘈杂，呕吐酸水，不喜热饮	呕吐吞酸，胁痛口苦，舌红苔黄，脉弦数	口服。一次3～6g，一日2次
		注：消炎利胆片、茵栀黄口服液等亦可用于肝胆湿热证；牛黄上清丸、清胃黄连丸、三黄片、牛黄解毒片等亦可用于肺胃热盛证			
暑热证	身热，汗出，面赤，心烦，小便短赤，舌红，脉数或洪大等	六一散	清暑利湿。用于感受暑湿所致的发热、身倦、口渴、泄泻，小便黄少；外用治痱子	身热烦渴，小便不利	调服或包煎服。一次6～9g，一日1～2次；外用扑撒患处
		清暑益气丸	祛暑利湿，补气生津。用于中暑受热，气津两伤，症见头晕身热、四肢倦怠、自汗心烦、咽干口渴	头晕身热，四肢倦怠，咽干口渴	姜汤或温开水送服。一次1丸，一日2次。【忌食辛辣油腻之品】
		注：十滴水、仁丹、清暑解毒颗粒等亦可用于暑热证			

4. 技能赛点

2022 年全国医药行业特有职业技能竞赛——中药调剂员中成药考试范围如下。

辨证荐药：根据患者的症状，辨证论治，推荐合适的治疗中成药。

感冒用药（11 种）：感冒清热颗粒、四季感冒片、川芎茶调丸、银翘解毒片、双黄连颗粒、感冒退热颗粒、感冒灵颗粒、连花清瘟胶囊、藿香正气口服液、六合定中丸、玉屏风口服液。

咳嗽用药（7 种）：通宣理肺丸、桂龙咳喘宁胶囊、川贝枇杷糖浆、急支糖浆、百合固金丸、养阴清肺膏、苏子降气丸。

实火证用药（6 种）：三黄片、黄连上清丸、牛黄解毒片、板蓝根颗粒、六应丸、安宫牛黄丸。

5. 专家点拨

（1）该部分病证在药店日常工作中很常见，且症状多有相似，按照问病因、问病长、问病诊、问病现、问病调五个环节能较易区分，通过练习反思，多熟悉相近药物，做到合理应用。

（2）该部分病证通常病程较短，用药治疗时间也相应较短，应以症状减轻或消失为停药标志。

（3）部分药物相对寒凉，应首要顾护脾胃。荐药时要向患者着重说明。

（二）内科（脾胃病证）常见疾病用药推荐

1. 任务引入

现有一老年患者，因习惯性便秘欲购买中成药，应询问哪些问题？除了口服的中成药，还有哪些方法可供缓解症状？

任务导向问题一：怎样问询便秘的寒热虚实，既能辨清证型又能使患者感觉不那么尴尬？

分析表格如下。

细目	阳虚便秘	实热便秘	肠燥便秘	气滞便秘
发生频率				
腹痛				
口渴				
寒热喜恶				
舌苔				
其他特征				

任务导向问题二：除了便秘，腹泻也是很常见的脾胃病证，又该如何分清证型？

分析表格如下。

细目	湿热腹泻	寒湿腹泻	脾虚腹泻
发生频率			
腹痛			

细目	湿热腹泻	寒湿腹泻	脾虚腹泻
口渴			
寒热喜恶			
舌苔			
其他特征			

任务导向问题三：除了便秘，胃痛也是很常见的脾胃病证，又该如何分清证型？分析表格如下。

细目	虚寒胃痛	气滞胃痛	食积胃痛	火郁胃痛
发生频率				
腹痛				
口渴				
寒热喜恶				
舌苔				
其他特征				

任务导向问题四：脾胃病证与患者的生活习惯与饮食喜恶又有密切关系，发药应向患者交代哪些注意事项呢？

2. 任务学习

（1）便秘用药　便秘是临床常见的复杂症状，主要是指排便次数减少、粪便量减少、粪便干结、排便费力等。同时存在 2 种以上症状时，可定性为便秘。通常以排便频率减少为主，一般每 2～3 天或更长时间排便一次（或每周少于 3 次）即为便秘。

 实例示范

病例：患者，女，60 岁。经常便秘，大约 3～5 天排便一次，大便燥结，排便艰难。现已 5 天未曾排便，自觉下腹部硬实发热，口干，舌红苔少薄黄。

1. 问病荐药情景模拟

店员：您好，请问需要点什么吗？

患者：我又犯便秘了，好难受。

店员：经常便秘吗？这次已经几天了？有没有感觉哪里不舒服？

患者：经常犯便秘，三五天才有一次，大便比较干硬，很艰难才拉得出，难受得很。

店员：您会感到总是口渴想喝水吗？

患者：有啊，天不热也口干。

店员：我看看您舌头啊，偏红的，舌苔不多，比较典型的阴虚燥热了，可别乱用牛黄解毒片一类清热药，越吃反而越加重的，润肠通便的五仁丸就比较合适了。

患者：以前还真以为是上火吃过牛黄解毒片，吃着吃着就没用了，原来是这样啊！

店员：是啊，上了年纪之后用药还是谨慎些好，您都成习惯性便秘了，最要紧的是润肠补充津液，平时少吃燥热食物，要喝足量水，也可以适量吃些核桃、杏仁之类的坚果，芝麻糊、杏仁糊也可以吃一些，水果可以选香蕉、猕猴桃或者火龙果这些。还可以顺时针轻轻揉揉肚子，多走走路活动活动，都是可以增加胃肠蠕动帮助排便的。

患者：原来有那么多方法，太谢谢你了。帮我拿那个药吧。

店员：好的，不用客气。

2. 用药分析

（1）此证是老年人中常见的肠燥津亏证，略有虚热。以经常性便秘、排便艰难、粪质干硬为特点，虚热者还可并见腹部热痛。与实热证引起的便秘不同之处在于反复发作，热痛感不剧烈，问诊时应区分清楚。

（2）本证选药重点在于润肠通便，该类中成药品种不少，除了五仁丸还有麻仁丸、麻仁润肠丸、苁蓉通便口服液等，区别在于虚热和体虚的程度。攻下药为主的中成药不适用，大黄过量服用也容易引起习惯性便秘，本证患者所说的牛黄解毒片开始用有效，后来就无效了，正是这个原因。

（3）便秘的发生也和饮食、运动等生活习惯相关。辛辣食物、久坐不动等也会减少胃肠蠕动从而引起便秘。可建议患者除服药外调整饮食，揉腹，增加运动量来促进胃肠蠕动，以减轻症状。

问病要点如下。

① 问大便艰难与否。对于排便周期，不能因两三天排便一次就谓之便秘，若两三天排便一次，虽然大便干燥，但并无排便艰难，腹部无不适或无他证者，不属便秘证。可设问："多长时间排便一次？""排便困难吗？"

② 问粪质及排便时的情况，辨寒热虚实。粪质干燥坚硬，排便时肛门有热感者，属燥热内结；粪质干结，排出艰难，腹部冷痛者，多为阴寒凝滞；年高体弱，久病新产，粪质不干，欲便不出，便下无力，伴心悸气短，腰膝酸软，四肢不温，或大便干结，潮热盗汗，多属虚，特点在于反复发作，又称为习惯性便秘；年轻气盛，腹胀腹痛，嗳气频作，或不伴随热象，多属气滞实证。可设问："排便时有没有不舒服？会不会有灼热（或冷痛）感？""平时也经常会便秘吗？""有没有肚子胀或者胃胀的感觉呢？"

③ 泻下药尤其攻下类大都易伤胃气，故得效即止，慎勿过量，以大便软为度，勿至水泻。同时，服药期间应忌食油腻及不消化的食物，以防重伤胃气。对老年体虚，孕妇、产妇或正值经期，病后伤津以及亡血者，不宜采用清热泻下剂，多选择润肠通便剂结合理气剂。

④ 便秘轻症除了考虑用药以外，也可以建议患者多喝水，多吃水果蔬菜，顺时针轻揉腹部和适量运动，以增加胃肠蠕动缓解便秘。

便秘常用中成药如表2-4所示。

表 2-4 便秘常用中成药举例

证型	病证特点	中成药	适应症	应用关键点	用法用量
实热便秘	大便干结，面红身热，腹胀腹痛，口干口臭，小便短赤，舌红苔黄燥，脉滑数	大黄清胃丸	清热通便。用于胃火炽盛所致的口燥舌干，头痛目眩，大便燥结	大便燥结，口燥咽干，头晕头痛，或伴有齿龈肿痛	口服。一次1丸，一日2次。孕妇忌服
		当归龙荟丸	泻火通便。用于肝胆火旺，心烦不宁，头晕目眩，耳鸣耳聋，胁肋疼痛，脘腹胀痛，大便秘结	心烦不宁，耳鸣耳聋，胁肋疼痛，大便秘结	口服。一次6g，一日2次。孕妇禁用
		排毒养颜胶囊	益气活血，通便排毒。用于气虚血瘀，热毒内盛所致便秘，痤疮，颜面色斑	便秘，排便不爽，痤疮，颜面色斑	便秘，排便不爽者，一次3~6粒，一日2次，根据大便情况酌情加减药量，以大便通畅，每天1~2次为宜。大便一日1次者，以1粒起服，以大便通畅，每天1~2次为宜。大便情况逐渐加量至大便通畅
		注：九制大黄丸、清泻丸、牛黄解毒片、三黄片、黄连上清片、牛黄上清丸、清胃黄连丸等亦可用于实热便秘			
肠燥便秘	大便干结，坚便呈球状或便块状，欲便而不得出，或便而不爽，腹胀腹满，胸胁胀满，饮食无味，小便频数，舌红少津，舌苔微黄，脉细涩	麻仁丸	润肠通便。用于肠热津亏所致的便秘，症见大便干结难下，腹部胀满不舒，习惯性便秘见上述证候者	大便秘结，小便频数，舌苔黄少津	口服。水蜜丸一次6g，小蜜丸一次9g，大蜜丸一次1丸，一日1~2次
		龟苓膏	滋阴润燥，降火除烦，清利湿热，凉血解毒。主治虚火烦躁，口舌生疮，津亏便秘，热淋白浊，赤白带下，皮肤瘙痒，疖肿疮疡	虚火烦躁，口舌生疮，津亏便秘，热淋白浊	一次或分服服用，炖热或冰冻食用
		注：五仁润肠丸、麻仁润肠丸、苁蓉通便口服液等亦可用于肠燥便秘			
气滞便秘	大便干结，或便不甚干结，欲便不得出，或便而不爽，肠鸣，胸胁满闷，苔薄腻，脉弦	枳实导滞丸	消积导滞，清利湿热。用于饮食积滞，湿热内阻所致的脘腹胀痛，不思饮食，大便秘结，痢疾里急后重	脘腹胀痛，下痢泄泻，或大便秘结，小便短赤，舌苔黄腻	口服。一次6~9g，一日2次
		木香槟榔丸	行气导滞，泻热通便。用于湿热内停，赤白痢疾，里急后重，胃肠积滞，脘腹胀痛，大便不通	脘腹胀满，大便秘结或下痢，里急后重，苔黄腻	口服。一次3~6g，一日2~3次。孕妇禁用
阴虚便秘	大便干或不干，排便艰涩，畏寒肢冷，小便清长，腰膝酸软，头目眩晕，舌淡苔白，脉沉迟	通乐颗粒	滋阴补肾，润肠通便。症见大便秘结，口干咽燥，烦热，以及功能性便秘见于上述证候者	大便秘结或口干咽燥，五心烦热	开水冲服。一次2袋，一日2次，2周为一疗程，遵医嘱。偶见上腹部不适或大便难以控制，一般不影响继续治疗
		苁蓉通便口服液	滋阴补肾，润肠通便。主治中、老年人病后、产后便秘及习惯性便秘属肾精肾虚证者	大便艰涩，或大便干或羊屎，腰膝酸软	口服。一次10~20mL，一日1次，睡前或清晨服用

（2）泄泻（腹泻）用药　引起泄泻的外邪以暑、湿、寒、热较为常见，其中又以感受湿邪致泄者最多。饮食所伤或饮食过量，或恣食肥甘，或过食生冷，或误食腐馊不洁，均会发生泄泻。情志失调也易成泄泻。

✈ **实例示范**

病例：患者，女，30岁，前天午餐后喝冷饮，之后感觉腹胀、胸闷、恶心，欲吐不出。昨天早上开始出现腹泻，便下清稀，一天内共3次。舌淡红，苔白腻。

1. 问病荐药情景模拟

店员：请问有什么可以帮忙的？

患者：我拉肚子了，想买点止泻药。

店员：有几天了？之前有吃过什么生冷或者辛辣之类刺激性的食物吗？还是吃到不干净的食物了？

患者：昨天开始吧，有三四回。可能是前天中午吃完饭喝了冰奶茶，喝的时候挺舒服的，后来就有点恶心又吐不出来，那天晚上都睡不好。昨天早上就开始拉肚子了，也吃不下东西。

店员：我看看您的舌头。舌苔白的，应该是生冷刺激了肠胃，寒湿类型的腹泻，不是吃了不干净的东西。平时肠胃好吗？

患者：还算好的，拉肚子只是偶然发生的。

店员：那样的话就吃保济丸吧，既能祛湿止泻，也能减轻恶心肚子痛，效果不错的。

患者：我比较怕吃那种小丸子，得分好多次才吃得完，有没有其他选择？

店员：也有保济口服液，藿香正气水也可以，您看要哪个？

患者：那就保济口服液吧，还要注意什么吗？

店员：生冷、油腻、辛辣都暂时不要吃了，吃得清淡点就好，平时多喝些温水，进空调房记得穿个外套别着凉，要是还觉得肚子冷肚子痛，也可以热敷一下，很快就会好的。

患者：好的，我会注意的，谢谢！

店员：不客气，慢走！

2. 用药分析

（1）此证是较为常见的寒湿泄泻，和湿热泄泻类似，发病突然，多因饮食不节（不洁）。两者不同之处在于粪便是否臭秽，肛门是否灼热，舌苔是否发黄。由于前两点问诊会令患者比较尴尬，因此可通过观察舌苔进行初步判断。

（2）本证选药重点在于化湿止泻，该类中成药除上述提到的保济丸、藿香正气水外，还有六合定中丸等，保济丸和六合定中丸兼有消食化滞作用。若水泻腹痛较严重，说明寒邪较重，应结合理中丸等温里剂使用。

（3）腹泻不论外感内伤都容易损耗津液，发药嘱咐应提醒患者注意补充水分。

表2-5 泄泻常用中成药举例

证型	病证特点	中成药	适应证	应用关键点	用法用量
寒湿泄泻	泄粪清稀，甚则如水样，腹痛肠鸣，脘闷食少，恶寒发热，头痛，肢体酸痛，舌苔薄白或白腻，脉濡缓	保济丸	解表，祛湿，和中。用于暑湿感冒，症见发热头痛，腹痛腹泻，恶心呕吐，肠胃不适；亦可用于晕车、晕船	腹胀泄泻，泻物清稀，嗳腐吞酸，头重身倦，舌苔白腻	口服。一次1.85～3.7g，一日3次
		注：藿香正气丸、六合定中丸等亦可用于寒湿泄泻			
湿热伤中	泄泻腹痛，泻下急迫，或泻而不爽，粪色黄褐，气味臭秽，肛门灼热，身热口渴，小便短赤，舌黄腻，脉滑数或濡数	复方黄连素片	清热燥湿，行气止痛，止痢止泻。用于大肠湿热，赤白下痢，里急后重或暴注下泻，肛门灼热；肠炎，痢疾见上述证候者	赤白下痢，里急后重，肛门灼热	口服。一次4片，一日3次
		腹可安	清热利湿，收敛止痛。用于急性胃肠炎，消化不良引起的腹痛、腹泻、呕吐	腹痛，腹泻，舌苔厚腻	口服。一次4片，一日3次
		注：香连丸、香连化滞丸、黄连胶囊等亦可用于湿热伤中泄泻			
食滞肠胃	腹痛肠鸣，脘腹胀满，泻下粪便臭如败卵，伴有不消化食物，嗳腐酸臭，不思饮食，苔垢浊或厚腻，脉滑	保和丸	消食，导滞，和胃。用于食积停滞，脘腹胀满，嗳腐吞酸，不欲饮食	脘腹胀满，嗳腐吞酸，不欲饮食	口服。小蜜丸一次9～18g，大蜜丸一次1～2丸，一日2次；小儿酌减
		胃肠安丸	芳香化浊，理气止痛，健胃导滞。用于湿浊中阻，食滞不化所致的腹泻、恶心、呕吐、腹胀、腹痛；消化不良，肠炎，痢疾见上述证候者	腹泻，恶心呕吐，腹胀腹痛	口服。小丸：一次20丸，一日3次；小儿周岁内一次4～6丸，一日2～3次；一至三岁一次6～12丸，一日3次；三岁以上酌加。大丸：成人一次4丸，一日3次；小儿周岁内一次1丸，一日2～3次；一至三岁一次1～2丸，一日3次；三岁以上酌加。脾胃虚弱者慎用
		注：枳实导滞丸、肚痛健胃整肠丸等亦可用于食滞肠胃泄泻			

证型	病证特点	中成药	适应症	应用关键点	用法用量
脾胃虚弱	大便时溏时泻，迁延反复，完谷不化，食少，食后脘闷不适，稍进油腻之物则便次明显增多，伴有面色萎黄，神疲倦怠，舌淡苔白，脉细弱	理中丸	温中散寒，健胃。用于脾胃虚寒，脘腹冷痛，呕吐泄泻，胸满腹痛，消化不良	脘腹冷痛，呕吐便溏，畏寒肢冷，舌淡苔白	口服。一次1丸，一日2次。小儿酌减。忌食生冷腻，不易消化的食物
		补脾益肠丸	益气养血，温阳行气，涩肠止泻。用于脾虚气滞所致的泄泻，症见腹胀腹痛、肠鸣泄泻、黏液血便；慢性结肠炎、溃疡性结肠炎、过敏性结肠炎见上述证候者	腹胀疼痛，肠鸣泄泻，黏液血便	口服。一次6g，一日3次；儿童酌减，重症加量或遵医嘱。30天为一疗程，一般连服2~3个疗程。孕妇慎用
		注：补中益气丸、人参健脾丸、参苓白术散、六君子丸，参苓健脾胃颗粒，附子理中丸、健脾丸、香砂养胃丸、香砂六君丸等可用于脾胃虚弱泄泻			
肾阳虚衰	黎明之前，脐腹作痛，肠鸣即泻，泻下完谷，泻后即安，小腹冷痛，形寒肢冷，腰膝酸软，舌淡苔白，脉沉细弱	四神丸	温肾散寒，涩肠止泻。用于肾阳不足所致的泄泻，症见肠鸣腹胀、五更溏泻、食少不化，久泻不止，面黄肢冷	五更泄泻，不思饮食，舌淡苔白	口服。一次9g，一日1~2次
		肠胃宁片	健脾益肾，温中止痛，涩肠止泻。用于脾肾阳虚所致的泄泻，症见大便不调、时溏时泻、时带黏液，伴腹胀腹痛，胃脘不舒，小腹坠胀；慢性结肠炎、溃疡性结肠炎、肠功能紊乱见上述证候者	黎明时泄泻，腹胀腹痛，小腹坠胀	口服。一次4~5片，一日3次。禁食酸冷、刺激性的食物。儿童慎用
		注：固本益肠片、益肾兴阳胶囊等亦可用于脾肾阳虚衰泄泻			
肝气乘脾	逢抑郁恼怒或情绪紧张之时即发生腹痛泄泻，腹中雷鸣，攻窜作痛，腹痛即泻，泻后痛减，胸胁胀闷，嗳气食少，舌淡，脉弦	逍遥丸	疏肝健脾，养血调经。用于肝郁脾虚所致的郁闷不舒，胸胁胀痛，头晕目眩，食欲减退，月经不调	两胁作痛，神疲食少，月经不调，脉弦而虚	口服。小蜜丸一次9g，大蜜丸一次1丸，一日2次
		固肠止泻丸	调和肝脾，涩肠止痛。用于肝脾不和，泻痢腹痛，慢性非特异性溃疡性结肠炎见上述证候者	与心情相关，腹痛即泻，泻后痛减	口服。一次4g(36粒)，一日3次

问病要点如下。

① 问清病史和诱因，起病或急或缓。暴泻者多有暴饮暴食或误食不洁食物行为，或伴有胸闷恶心或呕吐现象。迁延日久，时发时止者，常由外邪、饮食、情志等因素而诱发。可设问："腹泻多长时间了？""之前都吃了些什么？""腹泻前有没有在外面吃东西？""腹泻前是不是感觉比较紧张？"

② 问粪质及排便时的情况，辨清寒热虚实。粪质清稀如水，或稀薄清冷，完谷不化，腹中冷痛，肠鸣，畏寒喜温，常因饮食生冷而诱发者，多属寒证；粪便黄褐，臭味较重，泻下急迫，肛门灼热，常因进食辛辣燥热食物而诱发者，多属热证；病程较长，腹痛不甚且喜按，小便利，口不渴，稍进油腻或饮食稍多即泻者，多属虚证；起病急，病程短，脘腹胀满，腹痛拒按，泻后痛减，泻下物臭秽者，多属实证。可设问："有没有肚子痛或肚子咕咕叫？""腹泻后肚子痛有没有缓解？""口渴的话想要喝凉水还是温水？""揉揉肚子有没有觉得好一些？""肛门会有热痛感吗？"

③ 问泻下物的性状。大便清稀，或如水样，泻物腥秽者，多属寒湿之证；大便稀溏，其色黄褐，泻物臭秽者，多系湿热之证；大便溏垢，完谷不化，臭如败卵，多为伤食之证。可设问："是水样便吗？""大便会不会比较黏不容易冲干净？""大便会比较酸臭吗？"

④ 一些急性泄泻如伤食证，患者可采取暂时禁食，以利于病情的恢复；对重度泄泻者，应注意防止津液亏损，及时补充体液，补充电解质，防止脱水。一般情况下可给予流质或半流质饮食。急症时可先予蒙脱石散剂等止泻。

泄泻常用中成药如表 2-5 所示。

（3）**胃痛用药**　胃痛的病因是多方面的。若为初发多属实证，若为久病常属虚证，亦有虚实夹杂者。

 实例示范

病例：患者，男，32岁，昨天参加聚会喝了不少白酒，早上醒来之后感觉胸口胀闷，胃痛不适。现胃中灼痛，口渴，喜冷饮。舌红，苔黄腻。

1. 问病荐药情景模拟

店员：请问有什么可以帮忙的？

患者：我胃痛难受，有什么药可以用？

店员：疼多长时间了？之前吃过什么吗？

患者：昨天朋友聚会，估计是喝酒喝多了。

店员：之前有胃病吗？这两天有没有拉肚子不舒服？

患者：肠胃一向还挺好的，没拉肚子，反而还有点便秘，就是觉得有憋闷恶心的感觉，又吐不出来。

店员：有没有口干想喝水？觉得喝温水舒服还是凉水舒服？

患者：口渴啊，特别想喝点冰的。

店员：我看看您的舌头，舌苔还挺黄，有热呢。推荐您吃三九胃泰胶囊，清热的，也理气止痛。

患者：好，还有什么要注意的吗？

店员：这几天饮食清淡些，别再喝酒和吃辛辣上火的东西，不然会加重的，喝水也别直接喝冰的，凉白开就好。比较硬的难消化的油腻的食物也不要吃了。多注意休息。要是吃三四天药还是疼就要及时就医。

患者：好的，谢谢。

2. 用药分析

（1）此证是较为常见的实热胃痛，以发病突然、灼痛加上实热证特征为要点。问病时要抓住时间长短、喜冷饮、大便秘结、舌红苔黄等特征。通常和饮食、生活习惯等诱因相关。

（2）本证选药重点在于清热理气止痛，该类中成药除上述提到的三九胃泰外，还有复方陈香胃片等，如有泛酸现象，也可选择乌贝散等具有制酸止痛作用的药物。若疼痛较严重，也可应用元胡止痛片，缓解胃痛后再根据病因用药。

（3）胃痛的发生和饮食、生活习惯密切相关，应提醒患者注意避免进食刺激性或难消化的食物，以免病情反复。

问病要点如下。

① 问疼痛部位、伴随症状及诱因。胃疼痛部位在胃脘，常伴有食欲不振、痞闷或胀满，恶心呕吐，吞酸嘈杂等症状，发病常与情志不遂、饮食不节、劳累、受寒等因素有关。且起病或急或缓，常有反复发作病史。因胃痛部位多偏上，应与胸痹相区别，尤其是年纪偏大的患者更应问清，以免耽误病情。可设问："疼的地方是固定的吗？会不会连着后背肩膀也疼？""以前发生过疼痛吗？""有没有恶心想吐？""之前吃过什么东西？"

② 辨寒热、虚实及气血。外受寒凉或过食生冷发病，多胃中暴作绞痛，疼痛剧烈而拒按，得温则痛减。脾胃虚寒胃痛，多隐隐作痛，喜温喜按，遇冷加剧，四肢不温。胃中灼热，痛热急迫，伴烦渴喜饮，得冷痛减，便秘尿赤，舌红苔黄少津；凡暴痛，痛势剧烈，而拒按或痛剧固定不移，或喜凉，或食后痛甚，大便秘结不通者，属实；若疼痛日久或反复发作，痛势绵绵，痛而喜温喜按，饥而痛增，得食痛减，大便溏薄者属虚。新病体壮者多实，久病体虚者多虚；脉实者多实，脉虚者多虚。若疼痛以胀痛为主，游走不定，伴有嗳气者属于气滞；若痛如针刺，痛处固定或扪之有积块，甚或伴有吐血、黑便者属血瘀。可设问："喝温水舒服些还是喝点凉的舒服？""会觉得胀吗？""揉肚子会舒服点吗？""会窜疼吗？"

③ 邪实者以祛邪为急，正虚者以扶正当先。虚实夹杂者又应邪正兼顾。

腹痛症状常见于胃痛、虚劳、腹泻，可参考上述病症问病要点，分清寒热虚实，综合考虑用药。

胃痛常用中成药如表 2-6 所示。

3. 技能巩固

（1）按照以下疾病证型，设计问病荐药过程。

实热便秘、肠燥便秘、寒湿腹泻、湿热腹泻、脾虚腹泻、气滞胃痛、食积胃痛、虚寒胃痛、中寒胃痛、火郁胃痛。

表 2-6　胃痛常用中成药举例

证型	病证特点	中成药	适应症	应用关键点	用法用量
寒邪客胃	胃脘冷痛暴作,得温痛减,恶寒喜暖,口不渴或喜热饮,苔薄白,脉弦紧	香砂养胃丸	温中和胃。用于胃阳不足、湿阻气滞所致的胃痛,痞满,症见胃痛隐隐,脘闷不舒,呕吐酸水,嘈杂不适,不思饮食,四肢倦怠	有湿阻中焦症状,胃痛隐隐,脘闷不舒,呕吐清水,口淡无味	口服。一次9g,一日2次
		注:温胃舒胶囊、十香止痛丸、玫瑰砂(外敷)等亦可用于寒邪客胃胃痛			
饮食伤胃	胃脘疼痛、胀满拒按、疼痛拒按、嗳腐吞酸,或呕吐不消化食物,其味腐臭,吐后痛减,不思饮食或厌食,大便不爽,舌苔厚腻,脉滑	健胃消食片	健胃消食。用于脾胃虚弱所致的食积,症见不思饮食、嗳腐酸臭、脘腹胀满;消化不良见上述证候者	面黄肌瘦,纳呆腹胀,恶心呕吐,便溏	口服或咀嚼。0.5g/片者成人一次4~6片,儿童二至四岁一次2片,五至八岁一次3片,九至十四岁一次4片。0.8g/片者一次3片,一日3次,小儿酌减
		大山楂丸	开胃消食。用于食积内停所致的食欲不振,消化不良,脘腹胀闷	食欲不振,脘腹胀闷	口服。一次1~2丸,一日1~3次;小儿酌减
		注:保和丸、启脾丸等亦可用于饮食伤胃胃痛,应用时应分清有无脾胃虚弱症状			
肝气犯胃	胃脘胀痛、脘痛连胁,胸闷嗳气、喜长叹息,大便不畅,遇烦恼郁怒则痛作或痛甚,舌苔薄白,脉弦	气滞胃痛颗粒	疏肝理气,和胃止痛。用于肝郁气滞,胸痞胀满,胃脘疼痛	胸痞胀满,胃脘疼痛	开水冲服。一次1袋,一日3次。孕妇慎用
		元胡止痛片	理气、活血、止痛。用于气滞血瘀的胃痛、胸痛、胁痛、头痛及痛经	胁痛,头痛,也可用于止痛	口服。一次4~6片,一日3次,或遵医嘱
		三九胃泰颗粒	清热燥湿,行气活血,柔肝止痛。用于湿热内蕴、气滞血瘀所致的胃痛,症见脘腹隐痛、饱胀反酸、恶心呕吐、嘈杂纳减,浅表性胃炎、萎缩性胃炎见上述候者	脘腹隐痛,饱胀反酸,恶心呕吐,嘈杂纳减	开水冲服。一次1袋,一日2次。胃寒患者慎用;忌油腻,生冷,难消化食物
		注:胃苏冲剂、柴胡舒肝丸、复方陈香片、复方田七胃痛胶囊等亦可用于肝气犯胃胃痛			

证型	病证特点	中成药	适应症	应用关键点	用法用量
胃阴亏虚	胃脘隐隐灼痛,似饥而不欲食,口燥咽干,口渴思饮,消瘦乏力,大便干结,五心烦热,舌红少津,脉细数	养胃舒颗粒	养胃健脾,理气和中。用于脾胃气滞所致的胃痛,症见胃脘不舒,胀满疼痛,嗳气食少,慢性萎缩性胃炎见上述证候者	胃脘不舒,腹胀疼痛,嗳气反酸	开水冲服。一次1袋,一日3次。忌生冷、油腻,不易消化及刺激性食物,戒烟酒
		阴虚胃痛颗粒	养阴益急止痛。用于胃阴不足所致的胃脘隐隐灼痛,口干舌燥,纳呆干呕,慢性胃炎、消化性溃疡见上述证候者	胃脘隐隐灼痛,口舌干燥	开水冲服。一次1袋,一日3次
脾胃虚寒	胃痛隐隐,绵绵不休,喜温喜按,空腹痛甚,得食则缓,劳累或食冷或受凉后疼痛发作或加重,泛吐清水,食少,神疲乏力,手足不温,大便溏薄,舌淡苔白,脉弱	桂附理中丸	补肾助阳,温中健脾。用于肾阳衰弱,脾胃虚寒,脘腹冷痛,呕吐泄泻,四肢厥冷	脘腹冷痛,呕吐泄泻,四肢厥冷	用姜汤或温开水送服,水蜜丸一次9g,大蜜丸一次1丸,一日2次。孕妇慎用
		小建中合剂	温中补虚,缓急止痛。用于脾胃虚寒,脘腹疼痛,喜温喜按,嘈杂吞酸,食少;胃及十二指肠溃疡见上述证候者	腹痛,喜温喜按,舌淡	口服。一次20～30mL,一日3次。用时摇匀

注:理中丸、附子理中丸、香砂养胃丸、参桂理中丸等亦可用于脾胃虚寒胃痛

（2）请按照以下案例，设计问病荐药过程。

① 患者，女，23岁。平均3天左右排便一次，大便不甚干，但欲便不出，腹部胀满，平素常感郁闷，多叹气，舌淡红苔薄白。

② 患者，女，72岁。主诉大便排出困难，欲便不出，小便清长，腹部冷痛。平素畏寒怕冷，喜热饮。面白，舌淡苔白。

③ 患者，男，30岁。症见牙龈红肿疼痛，大便燥结不下，腹胀闷痛，口渴，喜冷饮，舌红苔黄。

④ 患者，女，25岁。腹泻3天。现症见发热，口干欲饮，腹痛，大便溏烂，日行3～4次，小便短黄，苔黄腻。

⑤ 患者，女，40岁。长期大便溏泻不调，每到凌晨腹痛泄泻，平素四肢乏力不温，易疲倦，胃纳差，舌淡有齿痕，苔薄白。

⑥ 患者，女，26岁。胃痛连左胁窜痛半年，近1个月加重。半年前因生气引起左胁窜痛连及胃脘。近又遇怒，胃脘及左胁胀痛，食后嘈杂，嗳气，吞酸，心烦少寐，食欲尚好，二便正常。舌边红，苔白厚稍腻。

⑦ 患者，男，56岁。有胃痛病史，每因饮食不慎而发。1周前因食冷面诱发胃痛，现胃脘冷痛，喜温喜按，得食痛减，乏力，纳少，四肢不温。舌淡红苔白。

⑧ 患者，男，35岁。自助餐后觉得胃中胀满不适，疼痛两天，伴有嗳气酸腐，大便尚可。舌淡红，苔白腻。

⑨ 患者，女，50岁。胃中隐隐作痛，绵绵不绝，每遇劳倦、食不定时即疼痛加剧，揉按温敷或进食后痛减，舌淡苔白。

（3）请按照以下成药的功能主治，设计问病荐药过程。

当归龙荟丸、大黄清胃丸、麻仁丸、苁蓉通便口服液、木香顺气丸、四磨汤口服液、藿香正气水、腹可安片、复方黄连素片、三九胃泰颗粒、胃苏颗粒、附子理中丸、四神丸、良附丸。

4. 技能赛点

2022年全国医药行业特有职业技能竞赛——中药调剂员中成药考试范围如下。

辨证荐药：根据患者的症状，辨证论治，推荐合适的治疗中成药。

胃脘痛用药（6种）：左金丸、气滞胃痛颗粒、香砂养胃丸、三九胃泰、小建中合剂、越鞠丸。

伤食用药（5种）：枳术丸、大山楂丸、小儿化食丸、保和丸、香砂枳术丸。

泄泻用药（3种）：固本益肠片、复方黄连素片、保济口服液。

便秘用药（3种）：通便灵胶囊、麻仁丸、当归龙荟丸。

5. 专家点拨

（1）该部分病证在药店日常工作中很常见，且成因多有相似，症状相互交叉，按照问病因、问病长、问病诊、问病现、问病调五个环节能较易区分，通过练习反思，多熟悉相近药物，做到合理应用。

（2）该部分病证的发生与人们日常生活习惯息息相关，健康规律饮食与作息至关重要，在问病荐药过程可适当作科普宣教。

（三）内科（心脑病证）常见疾病用药推荐

1. 任务引入

一中年患者购药时，向店员陈述其失眠之苦：因最近频繁熬夜后出现入睡困难且睡眠较浅的现象，不能获得充分休息，导致头痛、记忆力衰退，又对化学药存有顾虑，想寻求合适的中成药减轻症状，再通过调整作息恢复到正常状态。问病荐药过程中，店员应询问哪些问题？

任务导向问题一：失眠有虚实之分，虚证居多还是实证居多？如何分辨？

分析表格如下。

细目	实证（心肝火热）	虚证（血虚、阴虚、心脾两虚）
发生频率		
情绪特点		
头痛		
口渴		
舌象		

任务导向问题二：除了失眠，头痛也是许多病证的常见症状，也有虚实之分，应如何分辨？

分析表格如下。

细目	外感（风寒、风热）	虚证（血虚、阴虚、心脾两虚）
发生频率		
痛感特点		
口渴		
舌象		

任务导向问题三：失眠、头痛的发生与人们的生活作息相关，问病荐药时应向患者交代哪些注意事项？

2. 任务学习

（1）失眠用药　失眠以连续睡眠时间短，或入睡困难，或睡后易惊醒为特点，成因复杂，且用药多属处方药，问病荐药范围较窄，应初步分清虚实，给出合理建议。

✈ 实例示范

病例：患者，男，43岁，入睡困难一周。症见急躁易怒，不寐多梦，伴有头晕头胀，目赤耳鸣，口干而苦，舌红苔黄，脉弦数。

1. 问病荐药情景模拟

店员：请问您需要点什么？

患者：我有一个星期睡不好了，有没有什么药？

店员：是容易惊醒还是睡不着啊？睡之前没喝茶之类的吧？

患者：没有喝茶也没喝咖啡，就是好长时间也睡不着，睡着了也做梦，很容易就惊醒了。

店员：我看您脸色比较红，最近脾气大吗？还是遇到什么烦心事了？

患者：有点，最近确实应酬比较多，人挺烦躁的，也像上火一样，嘴巴总感觉有苦味。

店员：我看看舌头，是挺红，舌苔也黄呢，体内有热。还有没有哪儿觉着不舒服？

患者：估计是睡得不好，最近白天都头昏脑胀的，耳朵里嗡嗡直响。

店员：这样的话需要调节一下了，药物方面可以选个清肝热的泻肝安神丸或者龙胆泻肝丸。不过呢，也得注意晚餐别吃刺激兴奋的东西，茶啊咖啡啊这些早上喝点就算了，尽量早点睡，听点柔和音乐放松放松。醒了也别太着急，也是慢慢放松下来，就容易再次睡着了。

患者：那个龙胆泻肝丸我听过，是不是对身体不太好啊？

店员：现在龙胆泻肝丸的原料都没问题的，再说了，也不是让您一直吃，只要上火烦躁这些症状好了，睡眠也开始好转就不必吃药，再自己调节一下很快又能恢复了。泻肝安神丸呢就是偏向于调整肝胆火旺导致的失眠，两个药都可以。要是吃了一周也还不见好转，就得去医院了。

患者：这样啊，那好吧，我选泻肝安神丸。

店员：好的，请这边付款取药。

2. 用药分析

（1）此证是较为常见的肝胆实热，以头晕耳鸣、目赤肿疼、烦躁易怒等特征为要点。问病时要抓住时间长短、胁肋胀痛、舌红苔黄等特征。通常和情绪、饮食、生活习惯等诱因相关。

（2）本证选药重点在于清肝胆热，常用龙胆泻肝丸。如有心火亢盛，可考虑选用朱砂安神丸，但须提醒患者注意勿过量过长时间服药。

（3）失眠的发生和饮食、生活习惯密切相关，应提醒患者注意避免进食刺激性食物或睡前饱餐，适度放松心情。

失眠常用中成药如表2-7所示。

问病要点如下。

① 辨明虚实。失眠以虚证为多，多属阴血不足、心失所养，容易受惊，睡后易醒，面色无华，神疲懒言，心悸健忘，多与肝、脾、肾失调有关；实证多由心火亢盛、肝郁化火所致，可见心烦易怒，口苦咽干，便秘尿赤，多与心、肝有关。可设问："症状持续多久了？""会觉得心慌吗？""有没有烦躁（或脾气比较大、爱发火）？"

② 其次辨脏腑。主要病位在心，因心神失养或不安，神不守舍而失眠，但与肝、胆、脾、胃、肾的阴阳气血失调相关。若急躁易怒，失眠多梦，多为肝火内扰；遇事易惊，多梦易醒，多为心胆气虚；面色少华，肢倦神疲，失眠，多为脾虚，心神失养；嗳腐吞酸，脘腹胀满而失眠，多为胃有宿食；心烦心悸，头晕健忘，失眠，多为阴虚火旺等。可设问："平时容易疲倦吗？""会觉得头晕吗？""胃口怎么样？"

表2-7 失眠常用中成药举例

证型	病证特点	中成药	适应症	同病要点	用法用量
心火亢盛	心烦不寐，躁扰不宁，口干舌燥，小便短赤，口舌生疮，舌尖红，苔薄黄，脉细数	朱砂安神丸	清心养血，镇惊安神。用于神经衰弱，心悸不宁，失眠多梦	失眠，心烦，舌红，苔黄，脉细数	口服。一次6g（约30丸），一日1~2次。方中朱砂含硫化汞，不宜多服，久服，以防汞中毒；阴虚或脾胃虚弱者不宜服
		珍珠层粉	安神，清热，解毒，制酸。用于神经衰弱，咽喉炎，胃及十二指肠溃疡等，外治口舌肿痛	热象明显，泛酸	口服。一次1~2g，一日3~6g。胃酸缺乏者慎服
		注：用于心火亢盛诸证尚可选择导赤丸等			
肝火扰心	不寐多梦，甚至彻夜不眠，急躁易怒，伴有头晕头胀，目赤耳鸣，口干而苦，便秘溲赤，舌红苔黄，脉弦而数	泻肝安神丸	清肝泻火，重镇安神。用于肝火亢盛，心神不宁所致的失眠多梦，心烦，神经衰弱症见上述证候者	肝火旺，失眠，多梦，心烦	口服。一次6g，一日2次
		注：用于肝火扰心不寐的成药还有龙胆泻肝丸等			
心肾不交	心烦不寐，心悸多梦，头晕，耳鸣，健忘，腰膝酸软，潮热盗汗，五心烦热，咽干少津，男子遗精，女子月经不调，舌红少苔，脉细数	天王补心丸	滋阴养血，补心安神。用于心阴不足，心悸健忘，失眠多梦，大便干燥	心悸失眠，心烦，盗汗，舌红少苔，脉细数	口服。水蜜丸一次6g，小蜜丸一次9g，大蜜丸一次1丸，一日2次
		六味地黄丸	滋阴补肾。用于肾阴亏损，头晕耳鸣，腰膝酸软，骨蒸潮热，盗汗遗精，消渴	腰膝酸软，头晕目眩，口燥咽干，舌红少苔	口服。水蜜丸一次5g，大蜜丸一次6g，小蜜丸一次9g，大蜜丸一次1丸，一日2次
		注：用于心肾不交的成药还有交泰丸，归芍地黄丸等			
心脾两虚	不易入睡，多梦易醒，心悸健忘，神疲食少，头晕目眩，四肢倦怠，面色少华，舌淡苔薄，脉细无力	归脾丸	益气健脾，养血安神。用于心脾两虚，气短心悸，失眠多梦，头昏头晕，肢倦乏力；食欲不振，崩漏便血	心悸失眠，体倦食少，舌淡苔白	用温开水或生姜汤送服。水蜜丸一次6g，小蜜丸一次9g，大蜜丸一次1丸，一日3次
		人参归脾丸	益气补血，健脾养心。用于气血不足，心悸，失眠，食少乏力，面色萎黄，月经量少，色淡	心悸失眠，体倦食少，面色萎黄，舌淡苔白	口服。大蜜丸一次1丸，一日2次，身体壮实不虚者忌服
		注：用于心脾两虚不寐的成药还有参芪五味子片，养心宁神丸，人参养荣丸等			
气血两虚	失眠多梦，心悸健忘，头晕目眩，神疲乏力，少气懒言，舌淡苔白，面色无华	柏子养心丸	补气，养血，安神。用于心气虚寒，心悸易惊，失眠多梦，健忘	心悸易惊，失眠多梦，健忘	口服。水蜜丸一次6g，小蜜丸一次9g，大蜜丸一次1丸，一日2次
		安神补脑液	生精补髓，益气养血，强脑安神。用于肾精不足，气血两亏所致的头晕，乏力，健忘，失眠；神经衰弱症见上述证候者	失眠，头晕，乏力，健忘	口服。一次10mL，一日2次

③ 失眠除了药物治疗以外，生活习惯的调整也十分重要，如睡前不宜饱食、剧烈运动及情绪波动较大，下午开始不宜饮用浓茶、咖啡等兴奋性饮料，平时注意合理作息，适当运动消耗体力，都有助于入睡。

（2）头痛用药　头痛病是因外感与内伤，致使脉络拘急或失养，清窍不利所引起的以头部疼痛为主要临床特征的疾病。头痛既是一种常见病证，也是一个常见症状，可发生于多种急慢性疾病过程中，有时亦是某些相关疾病加重或恶化的先兆。

✈ 实例示范

病例：患者，男，40岁，感冒3天，发热恶寒，鼻流清涕。头痛剧烈，前额尤甚，舌淡红，苔薄白。

1. 问病荐药情景模拟

店员：请问有什么可以帮您？

患者：我头痛了。

店员：您鼻音很重呢，是感冒了吗？有发热吗？

患者：是啊，感冒都好几天了，头还痛。前两天发热，吃了药也就退了。

店员：会流鼻涕或者咳嗽有痰吗？

患者：流清鼻涕，也是好几天了。

店员：那是风寒感冒引起头痛了，哪里痛得厉害呢，是额头、后脑勺还是别的什么地方？

患者：额头比较疼，感觉一跳一跳的。

店员：那推荐您用川芎茶调丸，就是针对这种外感头痛的。

患者：好的。

店员：注意点保暖，别吹风了，出门可以戴个帽子。

患者：好啊，谢谢你。

店员：不客气，这边取药。

2. 用药分析

（1）此证是较为常见的风寒表证，以发热恶寒、鼻流清涕、头颈疼痛等特征为要点。问病时要抓住时间较短、咳嗽、流涕等表证特征。

（2）本证选药重点在于疏风解表止痛，常用川芎茶调丸。如属于风热表证引起的头痛，可考虑选用菊花茶调丸；如上焦热盛，选用芎菊上清丸或黄连上清丸。

（3）头痛的发生和生活习惯密切相关，应提醒患者注意避免头部受风，注意休息。

问病要点如下。

① 首先辨外感内伤。外感头痛，发病较急，病势较剧，多表现掣痛、跳痛、胀痛、重痛、痛无休止，每因外邪所致。内伤头痛，起病缓慢，痛势较缓，多表现隐痛、空痛、昏痛、痛势悠悠，遇劳则剧，时作时止。可设问："痛了多长时间了？""最近有没有感冒？""以前有没有头痛的毛病？"

② 辨疼痛性质。若是胀痛、灼痛、跳痛者，多为外感风热；重痛多为风湿；伴有紧束感，多为风寒；胀痛而伴眩晕者多为肝阳上亢；昏痛多为痰浊；刺痛而痛处固定多为血瘀；隐痛绵绵或空痛者，多为精血亏虚；痛而昏晕者，多气血不足。可设问："是觉得胀痛还是像针刺那种痛？""会不会感觉有东西绑着或者压着痛？""固定一个位置痛吗？还是窜痛？"

③ 辨疼痛部位。阳明头痛，在前额部及眉棱骨等处；少阳头痛，在头之两侧，并连及于耳；太阳头痛，在头后部，下连于项；厥阴头痛则在巅顶部位，或连目系。可用手指示自己头部的位置问患者："是这个位置比较疼吗？"

④ 头痛的问病荐药关键在于分清外感内伤，内伤用药部分属于处方药，患者也多数有头痛病史。另外可根据头痛的病因作出戴帽避风（外感风寒邪）、忌食辛辣（热证）等建议。

头痛常用中成药如表 2-8 所示。

3. 技能巩固

（1）按照以下疾病证型，设计问病荐药过程。

心脾两虚型失眠、外感风寒头痛、外感风热头痛、火热上攻型头痛、心火亢盛型失眠、肝阳上亢型头痛。

（2）请按照以下案例，设计问病荐药过程。

① 患者，女，58 岁。症见多梦易醒，心悸健忘，神疲食少，头晕目眩，四肢倦怠，面色少华，舌淡苔薄，脉细无力。

② 患者，男，20 岁。近 1 个月来每日复习时间约 16h，逐渐出现入睡困难，多梦，健忘。舌尖较红，舌苔少，脉细数。

③ 患者，男，32 岁。工作压力较大，近 2 周出现口干舌燥，暴躁易怒，睡后易醒，再难入睡。舌红苔黄燥，舌尖生疮，较疼痛。

④ 患者，女，49 岁。常感头晕耳鸣，腰膝酸软，口干舌燥，劳倦则症状加剧，不易入睡，或睡后易醒，有潮热盗汗现象。舌红苔薄黄，脉细数。

⑤ 患者，男，45 岁。症见头痛经久不愈，其痛如刺，入夜尤甚，头部有外伤史，舌紫有瘀点，苔薄白，脉细涩。

⑥ 患者，男，26 岁。症见头痛而胀，已持续 2 天，自诉头痛如裂，发热，口渴，面红目赤，便秘溲黄，舌红苔黄。

⑦ 患者，男，50 岁。有高血压病史，症见头胀痛，早上及下午加重，自觉眩晕头重脚轻欲扑倒，腰膝酸软，心烦易怒，面赤，舌红苔薄黄，脉弦有力。

（3）请按照以下成药的功能主治，设计问病荐药过程。

归脾丸、泻肝安神丸、朱砂安神丸、酸枣仁油软胶囊、天王补心丸、柏子养心丸、川芎茶调丸、芎菊上清丸、通天口服液。

4. 技能赛点

2022 年全国医药行业特有职业技能竞赛——中药调剂员中成药考试范围如下。

辨证荐药：根据患者的症状，辨证论治，推荐合适的治疗中成药。

不寐用药（3 种）：天王补心丸、归脾丸、柏子养心丸。

表2-8 头痛常用中成药举例

证型	病证特点	中成药	适应症	应用关键点	用法用量
风寒头痛	头痛连及项背，痛连项背，起病较急，伴恶风恶寒，口不渴，苔薄白，脉浮紧	川芎茶调颗粒	疏风止痛。用于外感风邪所致的头痛，或有恶寒、发热，鼻塞	头痛、恶风、鼻塞	饭后清茶冲服。一次3~6g，一日2次。孕妇慎服
		正天丸	疏风活血、养血平肝、通络止痛。用于外感风邪、瘀血阻络、血虚失养、肝阳上亢引起的偏头痛、紧张性头痛、神经性头痛、颈椎病型头痛、经前头痛	头面疼痛，反复发作，舌质紫暗	饭后服用。一次6g，一日2~3次。15天为一个疗程。（1）用药期间同注意血压监测；（2）孕妇慎用；（3）宜饭后服用，用药期间注意监测心律情况；（4）有心脏病史者，用药期间注意监测心律情况
		天麻头痛片	养血祛风，散寒止痛。用于外感风寒、瘀血阻滞或血虚失养所致的偏正头痛、恶寒、鼻塞	头痛，或偏或正，恶寒、鼻塞	口服。一次2~3片（0.62g），或一次4~6片（0.3g、0.31g），一日3次
		注：用于风寒头痛的成药还有九味羌活丸等。			
风热头痛	头痛而胀，甚则头痛如裂，发热或恶寒，口渴欲饮，面红目赤，便秘溲黄，舌红苔黄，脉浮数	菊花茶调散	清头明目，疏风止痛。用于风热感冒，偏正头痛，头晕目眩，鼻塞，声哑	头晕、目眩、偏正头痛	茶水送服。取汗，一次1包，一日2次。孕妇忌服
		芎菊上清丸	清热解表，散风止痛。用于外感风邪引起的恶风身热、偏正头痛、鼻流清涕、牙疼喉痛	头痛、头晕、目眩、鼻塞、口苦咽干	口服。一次6g，一日2次。体虚者慎用
		注：用于风热头痛的成药还有黄连上清片、牛黄上清片等。			
肝阳头痛	头胀痛，眩晕，心烦易怒，夜眠不宁，面赤口苦，舌红苔薄黄，脉弦有力	天麻钩藤颗粒	平肝息风，清热安神。主治肝肾阴虚，肝阳上亢，肝风内动证。症见头痛、眩晕、耳鸣、眼花、震颤、失眠；高血压病见上述证候者	头痛、眩晕、失眠、舌红苔黄	开水冲服。一次1袋，一日3次，或遵医嘱
		牛黄降压丸	清心化痰，平肝安神。用于心肝火旺、痰热壅盛所致的头晕目眩、头痛、失眠、烦躁不安；高血压病见上述证候者	头晕目眩、头痛、失眠、烦躁不安	口服。水蜜丸一次20~40丸，大蜜丸一次1~2丸，一日1次。腹泻者忌服
		清脑降压颗粒	平肝潜阳。用于肝阳上亢所致的眩晕，症见头晕、头痛、项强、血压偏高	头晕目眩、头痛、项强	开水冲服。一次2~3g，一日3次。孕妇忌服
		注：用于肝阳头痛的成药还有镇脑宁胶囊等。			
瘀血头痛	头痛经久不愈，其痛如刺，入夜尤甚，固定不移，或头部有外伤史，舌紫或有瘀斑、瘀点，苔薄白，脉沉细或细涩	大川芎口服液	活血化瘀，平肝息风。用于瘀血阻络、肝阳上亢所致的头痛，头晕，头胀，眩晕，颈项紧张不舒，上下肢偏身麻木，舌部瘀斑	脑卒中急性期和恢复期，血瘀头痛	口服。一次10mL，一日3次，15天为一个疗程；或遵医嘱。外感头痛、孕妇、出血性脑血管病急性期患者忌用；重症患者请遵医嘱服用
		通天口服液	活血化瘀，祛风止痛。用于瘀血阻滞、风邪上扰所致的偏头痛或血管神经性头痛，症见头部胀痛或刺痛，痛有定处，反复发作，恶风	头部胀痛或刺痛，或伴恶心呕吐，头晕目眩	口服。第一日：即刻服药1h后，2b后，4h后各服10mL，以后每6h服10mL。第二日、第三日：一次10mL，一日3次。3天为一疗程，或遵医嘱。出血性脑血管病，阴虚阳亢者和孕妇忌服

注：除上述证型外，尚有血虚、气血两虚等。气血两虚头痛，属于不荣则痛，特点在空痛（痛无定处），或隐隐作痛，时发时止。伴有明显血虚、气血两虚症状，可参考虚劳用药。

5. 专家点拨

（1）该部分病证在药店日常工作中相对少见，且成因较复杂，按照问病因、问病长、问病诊、问病现、问病调五个环节能较易区分，通过练习反思，多熟悉相近药物，做到合理应用。

（2）该部分病证用药有部分属于处方药，长期失眠、头痛的患者应建议及时就医，明确诊断，遵医嘱用药。

（四）内科（虚劳病证）常见疾病用药推荐

1. 任务引入

一顾客进入药店，请店员为其推荐一些补益气血的中成药或调补方剂。店员需要了解哪些情况才能做到合理推荐呢？

任务导向问题一：虚劳病证都有哪些类型？每类的症状特点都有哪些？

分析表格如下。

细目	气虚(脾胃、肺)	血虚(心、肝、脾)	阴虚(肺胃、肝肾)	阳虚(肾)
寒热				
面色				
舌象				
其他特点				

任务导向问题二：同样是补虚的中成药，药效峻缓有无区别？应该如何进行选择？

任务导向问题三：虚劳病证的发生与脏腑功能有密切关系，补虚的重点应该怎样调整？

2. 任务学习

虚劳用药。虚劳又称虚损，是由于禀赋薄弱、后天失养及外感内伤等多种原因引起的，以脏腑功能衰退，气血阴阳亏损，日久不复为主要病机，以五脏虚证为主要临床表现的多种慢性虚弱证候的总称。病程一般较长，症状逐渐加重，短期不易康复。

✈ **实例示范**

病例：患者，女，40岁，去年因肺炎住院治疗出院后，常感觉气短胸闷，动则更甚，声低少言。白天出汗较多，容易疲倦但夜间入睡困难。症见面色苍白，舌淡苔薄白。

1. 问病荐药情景模拟

店员：请问有什么可以帮您？

患者：我总觉得力气不足，闷着难受。

店员：是胸口这块提不上气来？说话都觉得很困难吗？有多长时间了？

患者：对，就是连说话都有气无力。从去年肺炎住院之后就差不多一直这样，开始以为要慢慢恢复，结果越来越重，整个人很虚的样子，动一下都喘很久。

店员：这病来如山倒，病去如抽丝，大病之后都比较容易虚。估计是肺气虚了，还有没有哪里不舒服啊？

患者：最近不是天开始热了嘛，一天下来出了好多汗，不动也能出汗，结果连晚上都睡不好，整天感觉都像灵魂出窍似的。

店员：哦，那还真是，本来就气虚，再出汗就变气阴两伤了，看来是要好好调养。之前有没有吃什么药？胃口怎么样？

患者：胃口反正比住院以前是差了，也还凑合吧。之前炖过一阵人参汤喝，后来没精神了就吃了一阵十全大补丸。

店员：您这情况还是建议针对肺气虚用药，要愿意自己炖汤，建议人参配上黄芪一起，补气固表，出汗的情况会改善的。要选中成药的话也可以用参芪颗粒，用温水冲着喝。

患者：那个十全大补丸不好吗？

店员：十全大补丸不是不好，它也补气，就是偏重补脾气，您这情况肺气比较虚弱，加黄芪比较对证。再一个是您出汗多，是会比较容易感冒的，千万要注意擦汗避风，及时添减衣物。

患者：您这倒是提醒我了，确实春天的时候连着两场重感冒，差点又要住院了。

店员：是的，如果再有感冒，好了之后还建议您吃一段玉屏风颗粒，也是固表止汗的，巩固一下。补虚要有耐性，药得吃上个把月才有点效果，您可别吃两天就忘掉了。平时饮食上可以加些陈皮砂仁一类的健脾药，增强脾胃运化能力，补的效果就会更好些。

患者：有道理，那我先吃一段时间参芪颗粒看看吧。

店员：好的，请这边缴费取药。

2. 用药分析

（1）此证是较为常见的肺气虚证，以声低懒言、动则气短、面色苍白等特征为要点。问病时要抓住时间较长、气短、有肺系疾病病史等特征。

（2）本证选药重点在于补气，尤其是补肺气，常用善补脾肺之气的人参或党参，考虑肺合皮毛主表，需配伍固表的黄芪。如属于出汗过多引起的气阴两伤，则加入补阴药如麦冬；如表虚自汗，则用玉屏风颗粒。其余兼证，可灵活配伍。

（3）补气的中成药品种不少，有参芪颗粒一类补气为主的，也有六君子丸一类兼顾脾胃运化的，还有八珍丸、十全大补丸等气血双补的。选药关键在于分析虚证属于哪种类型。

问病要点如下。

① 分清气血阴阳虚损的属性。面白体倦，少气懒言，语声低微，自汗，为气虚；面色苍白、唇舌、爪甲色淡无华，心悸眩晕，为血虚；面色潮红，手足心热，盗汗，舌红少津，为阴虚；有气无力，手足不温，面色苍白，舌淡胖嫩，为阳虚。可通过观察患者面色、舌色和舌苔情况判断，也可设问："平时容易累吗？""平时容易头晕吗？""月经准吗？量多（或少）吗？（血虚女性患者可补充问经期情况）""会自己觉得热吗？有盗汗吗？"

"容易口干吗?""感觉比较怕冷吗?""手脚会比较冷吗?"

② 结合虚损的病理表现,分清虚损属哪一脏。如形体消瘦,面色萎黄,饮食减少,胸脘痞闷,四肢乏力,多为脾胃气虚;面色苍白,形寒肢冷,腰膝酸痛,小便频数,多属肾阳不足。可问:"胃口怎么样呢?""会觉得胃胀吗?""有没有觉得没什么力气?""手脚会觉得冷吗?""小便怎样呢?"

③ 虚证的形成是一个长时间的结果,治疗同样需要较长的时间,应向患者解释清楚,以保证患者的信心及服药的依从性。虚证患者多数脾胃较弱,而补虚药多滋腻之品,容易加重脾胃负担,可建议患者饮食上加入健脾和胃的陈皮、茯苓、砂仁等药。

④ 补虚中成药多制蜜丸或膏剂,如患者对这些剂型不接受,尚可选择浓缩丸、胶囊等,减轻患者长期服药的不适感。

虚劳常用中成药如表2-9所示。

3. 技能巩固

(1) 按照以下疾病证型,设计问病荐药过程。

脾胃气虚证、肺气虚证、心肝血虚证、心脾两虚证、肺阴虚证、胃阴虚证、肾阴虚证、肾阳虚证、脾肾阳虚证。

(2) 请按照以下案例,设计问病荐药过程。

① 患者,男,63岁。症见饮食减少,食后胃脘不舒,倦怠乏力,大便溏薄,面色萎黄,舌淡苔薄,脉弱。

② 患者,男,75岁。症见腰背酸痛,多尿或不禁,面色苍白,畏寒肢冷,舌质淡胖有齿痕,苔白,脉沉迟。

③ 患者,女,38岁。症见心悸健忘,神疲食少,头晕目眩,四肢倦怠,面色少华,舌淡苔薄,脉细无力。

④ 患者,男,40岁。长时间夜班工作,症见手心发热,口干舌燥,面色潮红,易出汗,大便偏干,舌红苔少偏黄,脉细数。

(3) 请按照以下成药的功能主治,设计问病荐药过程。

四君子丸、香砂六君子丸、当归补血丸、八珍丸、乌鸡白凤丸、六味地黄丸、养阴清肺膏、桂附地黄丸、左归丸、肾宝合剂。

4. 技能赛点

2022年全国医药行业特有职业技能竞赛——中药调剂员中成药考试范围如下。

辨证荐药:根据患者的症状,辨证论治,推荐合适的治疗中成药。

虚证用药(11种):六味地黄丸、左归丸、大补阴丸、知柏地黄丸、二至丸、桂附地黄丸、补中益气丸、人参健脾丸、十全大补丸、首乌丸、八珍丸。

5. 专家点拨

(1) 该部分病证在药店日常工作中常见,但症状各有不同,轻重各异,按照问病因、问病长、问病诊、问病现、问病调五个环节能稍作区分,通过练习反思,多熟悉相近药物,做到合理应用。

(2) 该部分病证通常病程较长,用药治疗时间也相应较长,且应根据症状进行调整。并以健脾理气药作为辅助,做到补而不滞。

表 2-9　虚劳常用中成药举例

证型	病证特点	中成药	适应证	应用关键点	用法用量
气虚	肢体倦怠乏力，少气懒言，语音低微，动则气促，面色萎白，食少便溏，舌淡苔白，脉虚弱，甚或脱肛、子宫脱垂等	四君子丸	益气健脾。用于脾胃气虚，胃纳不佳，食少便溏	面色萎白，四肢乏力，食少便溏，舌淡苔白	口服。一次 3～6g，一日 3 次
		六君子丸	补脾益气，燥湿化痰。用于脾胃虚弱，食量不多，气虚痰多，腹胀便溏	食量不多，气虚痰多，腹胀便溏	口服。一次 9g，一日 2 次
		参苓白术散	补脾胃，益肺气。用于脾胃虚弱，食少便溏，气短咳嗽，肢倦乏力	体倦乏力，泄泻，舌苔白腻	口服。一次 6～9g，一日 2～3 次
		补中益气丸	补中益气，升阳举陷。用于脾胃虚弱，中气下陷所致的泄泻、脱肛、阴挺，症见体倦乏力、食少腹胀、便溏久泻，肛门下坠或脱肛、子宫脱垂	体倦乏力，便溏久泻，肛门下坠或脱肛，子宫脱垂	口服。小蜜丸一次 9g，大蜜丸一次 1 丸，一日 2～3 次
		注:参芪颗粒,人参健脾丸,香砂六君丸等亦为常用的补气中成药			
血虚	面色无华，头昏眼花，心悸失眠，唇甲色淡，舌淡，脉细，或妇女月经不调、量少色淡等	四物合剂	养血调经。用于血虚所致的面色萎黄、头晕眼花、心悸气短及月经不调	头晕目眩，面色无华，形瘦乏力，妇人月经不调，舌淡	口服。一次 10～15mL，一日 3 次
		阿胶补血口服液	补益气血，滋阴润肺。用于气血两虚所致的久病体弱、目昏、虚劳咳嗽	体弱，目昏，咳嗽	口服。一次 20mL，早晚各一次，或遵医嘱
气血两虚	面色无华，头晕目眩，心悸失眠，食少神疲，气少懒言，舌淡，脉虚，虚烦无力	八珍丸	补气益血。用于气血两虚，面色萎黄、食欲不振、四肢乏力、月经过多	面色萎黄，食欲不振，四肢乏力，舌淡	口服。水蜜丸一次 6g，大蜜丸一次 1 丸，一日 2 次
		十全大补丸	温补气血。用于气血两虚，面色苍白、气短心悸、头晕自汗、体倦乏力、四肢不温、月经量多	心悸气短，面色苍白，气短心悸，头晕自汗，四肢不温	口服。水蜜丸一次 6g，小蜜丸一次 9g，大蜜丸一次 1 丸，一日 2～3 次
		人参养荣丸	温补气血。用于心脾不足，气血两亏，形瘦神疲、食少便溏、病后虚弱	形瘦神疲，病后虚弱，食少便溏，舌淡	口服。水蜜丸一次 6g，大蜜丸一次 1 丸，一日 1～2 次
		注:归脾丸,人参归脾丸,当归补血口服液,乌鸡白凤丸,阿胶补血膏等亦可用于气血两虚虚劳				

证型	病证特点	中成药	适应症	应用关键点	用法用量
阴虚	形体消瘦，头晕颧红，五心烦热，盗汗失眠，腰膝酸软遗精，咳嗽咯血，或口燥咽干，舌红少苔，脉细数等	六味地黄丸	滋阴补肾。用于肾阴亏损，头晕耳鸣，腰膝酸软，骨蒸潮热，盗汗遗精，消渴。症见腰膝酸软，盗汗遗精，骨蒸潮热，口燥咽干，脉细	腰膝酸软，头晕目眩，口燥咽干，舌红少苔，脉沉细数	口服。水丸一次5g，大蜜丸一次6g，小蜜丸一次9g，大蜜丸一次1丸，一日2次
		左归丸	滋阴补肾，填精益髓。用于真阴不足，头晕眼花，耳聋耳鸣，遗精滑泄，自汗盗汗，口燥舌干，舌红少苔，脉细	症状程度较六味地黄丸严重，用于真阴不足证	口服。一次9g，一日2次。纯补之品，宜配伍健脾行气药同用
		知柏地黄丸	滋阴降火。用于阴虚火旺，潮热盗汗，口干咽痛，耳鸣遗精，小便短赤	除阴虚症状之外，以阴虚火旺虚热症状为主	口服。水丸一次6g，大蜜丸一次1丸，一日2次
		归芍地黄丸	滋肝肾，补阴血，清虚热。用于肝肾两亏，阴虚血少，头晕目眩，耳鸣咽干，午后潮热，腰腿酸痛，足跟疼痛	除阴虚症状之外，兼有血虚症状	口服。水丸一次6g，小蜜丸一次9g，大蜜丸一次1丸，一日2~3次
		麦味地黄丸	滋肾养肺。用于肺肾阴亏，潮热盗汗，咽干咳血，眩晕耳鸣，腰膝酸软，消渴	潮热盗汗，咽干咳血，腰膝酸软	口服。水丸一次6g，小蜜丸一次9g，大蜜丸一次1丸，一日2次
		注：大补阴丸、消渴丸、石斛夜光丸等亦可用于阴虚虚劳等			
阳虚	面色苍白，形寒肢冷，腰膝酸痛，下肢软弱无力，小便频频不利，或小便余沥，尿后余沥，少腹拘急，男子阳痿早泄，女子宫寒不孕，舌淡苔白，脉沉细等	桂附地黄丸	温补肾阳。用于肾阳不足，腰膝酸冷，肢体浮肿，小便不利或反多，痰饮喘咳，消渴	腰膝酸冷，小便清长，舌淡胖，脉虚弱	口服。水丸一次6g，小蜜丸一次9g，大蜜丸一次1丸，一日2次
		右归丸	温补肾阳，填精止遗。用于肾阳不足，命门火衰，腰膝酸冷，精神不振，怯寒畏冷，阳痿遗精，大便溏薄，尿频而清	症状比桂附地黄丸严重，用于命门火衰证	口服。小蜜丸一次9g，大蜜丸一次1丸，一日3次。纯补之品，宜配伍健脾行气之药同用
		肾宝合剂	温补肾阳，固精益气。用于肾阳不足所致的阳痿遗精，腰腿酸痛，精神不振，畏寒怕冷，月经过多，白带清稀	阳痿遗精，腰腿酸痛，神疲乏力，夜尿频多，畏寒怕冷	口服。一次10~20mL，一日3次。感冒发热期间停服
		五子衍宗丸	补肾益精。用于肾虚精亏所致的阳痿不育，遗精早泄，腰痛，尿后余沥	阳痿，遗精早泄，尿后余沥等肾虚脱精势	口服。水丸一次6g，小蜜丸一次9g，大蜜丸一次1丸，一日2次
		注：济生肾气丸、金匮肾气丸、鹿茸口服液等亦可用于阳虚虚劳			
阴阳两虚	头晕目眩，腰膝酸软，阳痿遗精，畏寒肢冷，自汗盗汗，午后潮热	龟鹿二仙膏	温肾益精，补气养血。用于肾虚精亏所致的腰膝酸软，遗精，阳痿	腰膝酸软，两目昏花，阳痿遗精	口服。一次15~20g，一日3次。脾胃虚弱者慎用
		古汉养生精口服液	补气，滋肾，益精。用于头晕目眩，耳鸣，健忘，失眠，阳痿遗精，疲乏无力；脑动脉硬化，冠心病，前列腺病，更年期综合征，病后体虚见上述证候者	头晕心悸，目眩耳鸣，健忘失眠，阳痿遗精，疲乏无力	口服。一次10~20mL，一日2~3次

二、妇科常见疾病用药推荐

（一）任务引入

一年轻女性素被痛经困扰，每逢月经来潮前一周左右伴有胁肋、乳房胀痛，故到药店寻找适用的中成药以减轻症状。店员应该询问哪些情况以选择中成药？

任务导向问题一：痛经的成因大致有哪些？表现症状有何不同？

分析表格如下。

细目	虚寒痛经	气滞血瘀痛经	气血两虚痛经
月经周期			
经量			
经色			
血块			
痛感			
舌色			

任务导向问题二：除了痛经，带下也是女性常遇到的困扰，"带下必有湿"，那如何区分寒湿还是湿热呢？

分析表格如下。

细目	寒湿带下	湿热带下
白带颜色		
白带质地		
有无异味		
舌色		
其他特征		

（二）任务学习

妇科问病荐药常见痛经和带下病两类，主要分清寒热虚实对证用药。

 实例示范

病例：患者，女，20岁。月经先期，行经期间感觉小腹坠痛，经血鲜红质稠，有明显血块。平时易口干口渴，面红，舌红苔微黄。

1. 问病荐药情景模拟

店员：请问有什么可以帮您的？

患者：我来月经肚子痛，看有没有止痛药。

店员：月经周期规律吗？会不会提前或者推后？

患者：一般都提前，这次足足提前了一个星期。

店员：那经血偏鲜红还是紫黯的？会有血块吗？

患者：鲜红的，量还不少，有点黏稠，有血块。

店员：感觉肚子胀吗？还是说刺痛？

患者：应该算刺痛，感觉有点坠痛。

店员：看您的脸色有点红，应该有点热，平时会不会口干想喝水？

患者：会啊，平时喝水喝得多。

店员：那就吃点益母草颗粒吧，化瘀之后痛经会好很多的。要是现在疼的话可以再吃点元胡止痛片，下次月经可以提前几天吃益母草颗粒，经期会缓解很多的。

患者：好啊，我试一下，还是加个止痛片吧，现在还是比较难受。

店员：好的，药给您。

2. 用药分析

（1）此例属于瘀热痛经，属实证，以月经先期、色红有血块、平时口干为特点，宜选用清热化瘀药物，益母草制剂是常用品种。

（2）月经期间不宜过用活血药物，因此可使用止痛类药物，活血调经类药物可待月经之后或下次月经前使用。

问病要点如下。

（1）辨清寒热虚实。经期延后，经量不多，经色黯淡，质稀或有血块，下腹冷痛，热敷后疼痛缓解，伴有面色苍白，四肢怕冷，为寒证。月经先期，经量较多，经色鲜红或紫红或有血块而质稠，面红口渴，为热证。痛经发生在行经，或值月经来潮的时候，下腹按之不舒，或按之反疼痛加重，为实证。在经净之后，下腹喜按，按压时疼痛减轻，伴倦怠无力，面色无华，为虚证。可设问："月经周期准吗？会提前（或延后）吗？""经期会有血块吗？平时怕不怕冷？""痛的时候热敷（或揉按）会缓解吗？"

（2）辨别痛经的性质。痛经的发生与寒凝、气滞、血瘀、血虚等相关。经前痛，或时痛时止，或胀甚于痛者为气滞；闷痛、刺痛或痛甚于胀者为血瘀；经期痛甚者为气滞血瘀；经后痛或隐隐作痛者为血虚。可设问："是觉得闷闷胀胀的痛还是刺痛？""经期前（或经期后）痛吗？"

（3）辨别带下的寒热虚实。带下量多，色白或淡黄，质清一般稀，质稀薄，无臭味，绵绵不断者，多属脾虚湿困；带下量多，色质清稀如水，无臭味，有冷感者属肾阳虚；带下量多或不甚多，色黄或赤白相兼，质稠或有臭气为阴虚挟湿；带下量多，色黄或黄绿，质脓性黏稠，有臭气，或如泡沫状，或豆渣状，为湿热下注。应结合实际情况如面色舌象等进行综合分析。可设问："平时怕冷吗？""分泌物颜色偏白还是偏黄？量多不多？""分泌物会有明显气味吗？"

妇科常用中成药如表2-10所示。

表 2-10 妇科常用中成药举例

疾病分类	病证特点	中成药	适应症	应用关键点	用法用量
月经不调、痛经、闭经	可见月经先期、月经后期或先后不定期，月经过多或过少，甚至点滴即净	八珍益母丸	益气养血，活血调经。用于气血两虚兼有血瘀所致的月经不调，症见月经周期错后，行经量少、淋漓不净，精神不振，肢体乏力	以气血兼虚血瘀症状为特点	口服。水蜜丸一次6g，小蜜丸一次9g，大蜜丸一次1丸，一日2次
		定坤丹	滋补气血，调经舒郁。用于气血两虚、气滞血瘀所致的月经不调，行经腹痛，崩漏下血，赤白带下，血晕血脱，产后诸虚，骨蒸潮热	兼有肝郁气滞的特点	口服。一次半丸至1丸，一日2次
		痛经宝颗粒	温经化瘀，理气止痛。用于寒凝气滞血瘀，妇女痛经，少腹冷痛，月经不调，经色暗淡	寒凝导致气滞血瘀、痛经者	温开水冲服。一次1袋，一日2次，于月经前一周开始，持续至月经来三天后停服，连续服用3个月经周期
		益母草颗粒	活血调经。用于血瘀所致的月经不调，产后恶露不绝，症见月经量少、淋漓不净，产后出血时间过长；产后子宫复旧不全见上述证候者	更适用于血瘀郁热者	开水冲服。一次1袋，一日2次
		注：月经不调、痛经、闭经证应分清寒与虚实，平衡补血与活血，疏肝与健脾的关系选药。用于补气养血作用的成药还包括乌鸡白凤丸、复方阿胶浆等；有疏肝健脾作用的成药还包括香附丸等；血瘀调经的成药还包括痛经宝颗粒、复方滇鸡血藤膏等；有温经活血作用的成药还包括当归养血丸、八宝坤顺丸、当归养血丸、乌鸡白凤丸、痛经丸等			
带下	以白带、黄带、赤白带为主，病势缠绵，不易速愈，反复发作，伴有月经不调、闭经、不孕、癥瘕等症状，为妇科常见病之一	千金止带丸	健脾补肾，调经止带。用于脾肾两虚所致的月经不调，带下，症见月经先后不定期，量多或淋漓不净，色淡无块，或带下量多、色白清稀，神疲乏力，腰膝酸软	以脾肾虚弱固摄无力，带下清稀为特点	口服。一次1丸，一日2次
		妇科千金片	清热除湿，益气化瘀。用于湿热瘀阻所致的带下病，腹痛，症见带下量多、色黄质稠、臭秽，小腹疼痛，腰骶酸痛，神疲乏力；慢性盆腔炎、子宫内膜炎、慢性宫颈炎见上述证候者	湿热瘀阻、带下黄稠臭秽	口服。一次6片，一日3次
		注：带下病用药应分清寒热虚实与寒热选药，偏者有用药还包括固经丸、金鸡冲剂、洁尔阴泡腾片（外用）、金鸡胶囊、妇炎净胶囊等；湿热瘀阻者用药还包括妇宝颗粒等。如带下兼有月经不调，可两类药物参考使用			

（三）技能巩固

（1）按照以下疾病证型，设计问病荐药过程。

气血两虚型痛经、寒凝气滞血瘀型痛经。

（2）请按照以下案例，设计问病荐药过程。

① 患者，女，30岁。月经每每延迟，量少，色黑黯，行经腹痛，热敷稍缓。平素形寒肢冷喜热饮，面色苍白，舌淡苔白。

② 患者，女，25岁。月经延迟，量少色淡，或点滴淋漓不尽，经后小腹隐隐作痛。平时易头晕眼花，疲倦乏力，面色白，舌淡苔白。

③ 患者，女，28岁。带下清稀无异味，平时胃口不好，大便溏泻不调，舌淡红苔白腻，舌边有明显齿痕。

④ 患者，女，40岁。带下臭秽黄稠，小腹酸胀作痛，进食生冷辛辣等刺激性食物后加重，舌红苔黄腻。

（3）请按照以下成药的功能主治，设计问病荐药过程。

八珍益母丸、痛经宝胶囊、艾附暖宫丸、千金止带丸、妇科千金片。

（四）技能赛点

2022年全国医药行业特有职业技能竞赛——中药调剂员中成药考试范围如下。

辨证荐药：根据患者的症状，辨证论治，推荐合适的治疗中成药。

妇科用药（7种）：乌鸡白凤丸、逍遥丸、香附丸、艾附暖宫丸、妇科千金片、妇炎康片、固经丸。

（五）专家点拨

（1）该部分病证在药店日常工作中常见，但症状各有不同，寒热虚实各异，按照问病因、问病长、问病诊、问病现、问病调五个环节能稍作区分，通过练习反思，多熟悉相近药物，做到合理应用。

（2）该部分病证通常病程较长，用药应根据月经周期的不同阶段，规律用药。并结合适量运动、规律作息。

三、儿科常见疾病用药推荐

（一）任务引入

现有一家长前来为4岁患儿购买治疗感冒的中成药，店员应询问哪些问题？除了口服的中成药，还有哪些药物可使用？

任务导向问题一：儿童是个缩小版的"大人"吗？其用药需要注意哪些方面？

任务导向问题二：儿科常见疾病有哪些？

（二）任务学习

 实例示范

病例：患儿，男，4 岁。晨起发热，体温 39℃ 左右，伴见咳嗽，痰黄黏，大便干，舌质红，苔黄。

1. 问病荐药情景模拟

店员：请问有什么可以帮您？

家长：我的小孩发热了，需要退烧药。

店员：您先别着急，孩子量过体温了吗？发热多久了？

家长：早上起来开始发热的，39℃ 左右。

店员：孩子精神好吗？有没有其他不舒服的地方啊？

家长：精神还可以，就是咳嗽。早上拉大便比较费劲，脸都憋红了。

店员：是有些内热了吧，咳嗽有痰吗？

家长：有，不多，咳得很费劲，黄黄的。

店员：嘴唇红吗？或者有没有看到舌头的情况？

家长：红，看过他舌头，也挺红的。

店员：这得清清肺热了，您可以选用小儿肺热咳喘口服液或者儿童清肺口服液，两个药都是针对肺热咳嗽的。因为孩子还发热，所以推荐您准备一些退热贴，物理降温用的，孩子也可以感觉舒服些。您得继续观察体温变化，建议您再备一个退烧药，这个布洛芬混悬液或者对乙酰氨基酚滴剂都是可以的。要是还退不了烧，就得及时去医院了。

家长：好啊，这个用量怎么看？

店员：口服液有说明书，按照孩子岁数给药。退热贴就撕了透明薄膜直接贴额头上，也可以用点温水不断擦擦孩子额头和四肢，就是别吹到风。退烧药包装里面有小量杯，也是看说明书倒出药水来喂给孩子，药水有些水果味，孩子应该能接受的。另外还要多给孩子喂些温水，孩子要有食欲的话就吃得清淡些，喝点粥。

家长：那就麻烦你给我拿药吧。

店员：好的。

2. 用药分析

（1）小儿体温自我调控能力未完善，容易在外感诱因下形成高热，其特点是体温相对偏高，发病急骤，家长较为紧张。在问病荐药的过程中要抓好重点，降低体温是首要任务，除了相应的清肺退热中成药外，视情况可用物理降温的冷敷法，必要时使用解热镇痛药，减少小儿痛苦。

（2）小儿外感发热咳嗽的中成药品种相对较多，多属清热解表类，但不意味着小儿无风寒表证或寒痰咳嗽，要抓住痰黄咽痛唇舌发红等特征进行选药。

（3）除了外感病证，小儿较常见的还有肠胃方面疾病，如食积、腹泻等，除相应药物外，还可应用温敷按摩腹部或使用脐贴给药等适合小儿特点的方式。中医也看重日常护理，"若要小儿安，三分饥与寒"，切忌喂养过度及穿衣过多，这些都可以向家长说明。

问病要点如下。

（1）小儿常见疾病包括外感咳嗽发热、食滞吐泻、脾胃不和等，由于小儿未必能准确表述自身病情及进食睡眠等情况，因此，问病的对象应是小儿家长，着重问发病时间、体温、有无用药、胃口如何、睡眠等。可设问："小孩咳嗽（或发热或拉肚子）几天了？""量过体温了吗？有没有吃过什么退烧药？""这两天胃口好吗？""小孩睡得好不好？"

（2）小儿发热通常体温较高，除了相应中成药外，还可用化学药中如布洛芬混悬液、对乙酰氨基酚混悬滴剂等儿科常用解热镇痛药，安全性相对较好，但要提醒家长严格按照说明书用量使用。另外，也可向家长推荐退热贴等辅助降低体温，缓和病情。如不能降低体温或出现高热惊厥，应及时就医。

（3）小儿用药尽量在儿科用药中选择，没有适合的才选用成人用药并按照小儿年龄换算用量。年龄越小的儿童应该优先选用液体制剂。

儿科常用中成药如表 2-11 所示。

（三）技能巩固

（1）按照以下疾病证型，设计问病荐药过程。

小儿风寒感冒、小儿外感风热咳嗽、小儿肺热咳喘、小儿伤食证、小儿寒湿腹泻、小儿脾虚腹泻。

（2）请按照以下案例，设计问病荐药过程。

① 患儿，女，6 岁。昨日随家人返乡赴宴回来后持续腹胀，按之感觉较硬，夜间不能安卧。昨日起未有大便，排气臭秽，嗳气酸腐，舌红苔厚微黄。

② 患儿，男，7 岁。前日起打喷嚏、流清涕，咳嗽频繁，痰稀白，体温 37.6℃，精神稍差，舌淡红苔厚白。

③患儿，男，12 岁。2 天前感冒，今晨起发热，体温 39℃，伴咳嗽，气喘，痰黄，口干，舌红苔黄。

④ 患儿，女，9 岁。昨日贪凉进食大量冷饮，后出现腹痛吐泻，泻后稍安，共计 4次，舌淡红苔白腻。

（3）请按照以下成药的功能主治，设计问病荐药过程。

小儿七星茶颗粒、小儿肺热咳喘口服液、龙牡壮骨颗粒、小儿消食片、小儿热速清口服液。

（四）技能赛点

2022 年全国医药行业特有职业技能竞赛——中药调剂员中成药考试范围如下。

辨证荐药：根据患者症状，辨证论治，推荐合适的治疗中成药。

儿科用药（6 种）：小儿感冒颗粒、小儿豉翘清热颗粒、安儿宁颗粒、小儿热速清口服液、小儿清热止咳口服液、启脾丸。

（五）专家点拨

（1）儿科病证在药店日常工作中很常见，通常由家长或监护人代为购药，较集中在外

表2-11 儿科常用中成药举例

疾病分类	特点	中成药	适应证	用法用量
感冒	体属稚阴稚阳,发病容易,变化迅速,必须做到及时诊断,正确治疗,用药适当,剂量准确。感冒常见发热恶寒、头痛咳嗽、鼻塞流涕,严重者易出现高热惊厥	小儿解表颗粒剂	宣肺解表,清热解毒。用于小儿外感风热所致的感冒,症见发热恶风,头痛咳嗽、鼻塞流涕,咽喉痛痒	开水冲服。一至两岁一次4g,一日2次;三至五岁一次4g,一日3次;六至十四岁一次8g,一日2~3次
		小儿热速清口服液	清热解毒、泻火利咽。用于小儿风热所致的感冒,症见高热,头痛、咽喉肿痛,鼻塞流涕,咳嗽,大便干结	口服。周岁以内一次2.5~5mL;一至三岁一次5~10mL;三至七岁一次10~15mL;七至十二岁一次15~20mL,一日3~4次
		小儿清感灵片	发汗解肌、清热透表。主治外感风寒引起的发冷怕冷、肌表无汗、头痛口渴、咽痛鼻塞,咳嗽痰多、体倦	口服。周岁以内一次1~2片,一至两岁一次2~3片,三岁以上一次3~5片,一日2次
	注:小儿往往风寒发热兼咳嗽,两类药物可参考应用。用于感冒的常用成药还包括小儿金丹片、小儿消炎栓、小儿清热糖浆、宝咳宁颗粒等,根据患儿热症状属风寒或风热选用			
咳嗽	咳喘病证,症见咳喘、气喘等	小儿肺热咳喘口服液	清热解毒、宣肺化痰。用于热邪犯于肺卫所致发热,汗出,微恶风寒、咳嗽,痰黄、或兼喘息,口干而渴	口服。一至三岁一次10mL,一日3次;四至七岁一次10mL,一日4次;八至十二岁一次20mL,一日3次,或遵医嘱
		小儿清热止咳口服液	清热宣肺、平喘、利咽。用于小儿外感风热所致的感冒,症见发热恶寒、咳嗽痰黄、气促喘息,口干音哑	口服。一至两岁一次3~5mL;三至五岁一次5~10mL;六至十四岁一次10~15mL,一日3次。用时摇匀
		小儿止咳糖浆	祛痰、镇咳。用于小儿感冒引起的咳嗽	口服。二至五岁一次5mL,五岁以上一次10mL,两岁以下酌减,一日3~4次
	注:小儿咳嗽多以肺热为主,选药应兼顾咳嗽等症状。用于咳嗽的常用成药还包括贝贝胶囊、小儿清肺颗粒、儿童清肺丸、小儿咳喘颗粒等			
厌食积滞	脘腹胀满、恶心呕吐,饮食不佳、身体瘦弱等	化积口服液	健脾导滞、化积除疳。用于脾胃虚弱所致的疳积,症见面黄肌瘦、腹胀腹痛,厌食喜食饮食不振,大便失调	口服。周岁以内一次5mL,一日2次;三至五岁一次10mL,一日2次;五岁以上,一日3次一次10mL,或遵医嘱
		小儿消食片	消食化滞、健脾和胃。用于食滞肠胃所致积滞,症见食少便秘、脘腹胀满,面黄肌瘦	口服或咀嚼。一至三岁一次2~3片,三至七岁一次5~6片,成人一次5~6片,一日3次
		小儿七星茶颗粒	开胃消滞、清热定惊。用于小儿积滞化热,夜寐不安、大便不畅,小便短赤	开水冲服。一次3.5~7g,一日3次
	注:用于厌食积滞的常用成药还包括小儿化食丸、儿康宁糖浆、小儿宝颗粒、肥儿宝颗粒、健儿消食口服液等,可根据症状特点选择功效侧重消食或健脾的成药			

感病、肺系病证、脾胃病证等几方面，店员应按照问病因、问病长、问病诊、问病现、问病调五个环节向家长或监护人问清情况，并问明小儿年龄，方便向家长或监护人详细说明用法用量。通过练习反思，多熟悉相近药物，做到合理应用。

（2）小儿用药宜轻，退热药物应依据年龄按说明书用法执行，用药2天未有缓解或高热并出现惊风抽搐应及时就医。

四、五官科常见疾病用药推荐

（一）任务引入

一患者因过食辛辣后出现咽喉红肿刺痛、声音嘶哑等症状，服用玄麦甘桔含片后未见改善而到药店寻药。店员应如何进行问病荐药？为何患者使用玄麦甘桔含片无效？

任务导向问题一：咽喉痛有虚实之分，两类病证有何不同？

分析表格如下。

细目	实证咽痛（火热）	虚证咽痛（阴虚）
发生频率		
痛感特征		
咽喉红肿		
口渴		
舌象		
其他特点		

任务导向问题二：五官科病证除了咽喉病外，还有眼病、耳病、鼻病，基本可以分虚实两证，各自症状特点有何不同？

（二）任务学习

五官疾病包括眼、耳、鼻、口腔及咽喉等局部部位的病变，基本可按症状特点分为虚实两证，通过观察外在表现判断，分别进行问病荐药。

✈ **实例示范**

病例：患者，女，20岁。3天前到海边烧烤露营回来感觉左眼眼皮发疼发肿，眼睛分泌物增多，怕光流泪，口渴欲饮，小便发黄，舌红苔黄。

1. 问病荐药情景模拟

店员：请问有什么可以帮您的？

患者：我左边眼睛发疼，看有没有什么眼膏之类的。

店员：看着眼皮有点发红发肿，还流眼泪，是长麦粒肿了吧？感觉最近有上火吗？

患者：可能是的，前两天去了趟海边露营，吃了好几顿烧烤，还通宵看星星，到白天就有点睁不开了。

店员：这就是了，中医叫暴发火眼呢，得吃些清热药。喉咙痛吗？大小便怎样呢？

患者：喉咙不太疼，就是小便很黄，还口渴想喝水。

店员：那我推荐您用明目上清丸，就是专门针对上火眼痛的。另外，您还可以选择用个眼膏，金霉素眼膏、马应龙八宝眼膏都可以的，消肿止痛更快些。

患者：哦，就是内服外敷对吧？好啊，那就再选个眼膏吧，我要中成药的。

店员：那就八宝眼膏了，用的时候记得先拿干净棉签蘸点凉开水清理下眼睑，再用干净棉签点一些眼膏进去，千万别拿手揉搓，防止感染。这几天太阳还比较大，要出门的话带个墨镜帽子遮一下，别刺激到了。尽量多休息不要太费眼睛，别开车了。

患者：好的好的，太谢谢了！

店员：别客气，早日康复！

2. 用药分析

（1）此证属于较常见的实火眼病，以突发、红肿疼痛、怕光流泪为特点。麦粒肿、急性结膜炎等都属此类，可见双眼或单眼发病。问病时应抓住特点，推荐清热类中成药，以清上焦热品种为主。

（2）眼病无论虚实都应注意用眼卫生，眼部局部用药不应直接用手，可选择使用干净棉签或棉球，清洁不能直接用自来水，可用纯净水或凉开水。实火眼病多怕光，应提醒患者注意遮光。虚证眼病容易疲倦眼涩，应提醒患者注意休息，避免视疲劳。

问病要点如下。

（1）眼病：实证多为热，可见眼睑红肿，白睛多血丝，并见怕光、眼屎增多现象，或因风热，或因肝火，宜用疏散风热或清泻肝火的中成药治疗；虚证眼部具体变化不大，但视力衰退，出现重影或黑影，多因肝肾不足所致，常表现为视物昏花、白内障、夜盲症等。可设问："这种情况有多长时间了？""有没有感觉上火啊？""看东西有重影吗？""眼睛会干涩吗？"

（2）耳病：实证多为肝胆火热，耳道内有灼热感或胀闷闭塞感，或有耳鸣声大如蝉噪，影响听力，或见耳道流脓水，同时伴有胁肋疼痛、口苦等火热证症状，急性中耳炎也属此类，宜用清热解毒或清泻肝火的中成药治疗；虚证多为肝肾亏虚，见听力减退甚至耳聋或阵发耳鸣，同时伴有腰膝酸软、体虚乏力等虚证症状，宜用滋补肝肾类中成药治疗。可设问："是突然就听不清楚了吗？""有没有口干口渴？""耳朵里面感觉疼吗？""平时有没有感觉比较累没什么力气？"

（3）鼻病：以实证居多，又称为鼻渊、鼻炎，或因气候环境转换发作，可见鼻塞不通，流涕黄稠或白，日久嗅觉迟钝，或导致睡眠时呼吸不顺畅，宜分清寒热属性选用解表宣通鼻窍的中成药治疗。市面上还有通气鼻贴和鼻通一类可减缓鼻塞的用具。可设问："鼻涕是黄的还是白的？""以前有鼻炎吗？"

（4）口腔溃疡：以实火证和阴虚火旺常见，实火证参考前面问病内容，可选用如口腔溃疡散等中成药；阴虚火旺者口腔溃疡以反复发作为特点，选药以滋阴泻火的中成药为主，如口炎清颗粒等。因溃疡面容易疼痛，还可推荐口腔贴膜等药物，减轻患者痛苦。可设问："最近有吃上火的东西吗？""溃疡是反复发作的吗？"

（5）咽喉病：又称喉痹，以实火证和阴虚证常见，实火证参考前面问病内容；阴虚证多见于慢性咽炎，以反复发作、不甚疼痛、咽干为特点，教师、讲解员等需大声讲话的职业常见，宜选用滋阴泻火的中成药，剂型可选用含片类，如健民咽喉片等。可设问："喉咙是不是疼得比较厉害？""平时工作是不是需要说话比较多？"

五官科常用中成药如表2-12所示。

（三）技能巩固

（1）按照以下疾病证型，设计问病荐药过程。

实火咽痛（急喉痹）、阴虚咽痛（慢喉痹）、肝胆火热耳病、实热眼病（暴发火眼）、气血两虚型眼病、慢性鼻窦炎（鼻渊）。

（2）请按照以下案例，设计问病荐药过程。

① 患者，女，30岁，教师。常发咽痛喉痹，症见咽干声哑，咽喉部疼痛甚至影响吞咽，口干欲饮，舌淡红苔薄黄燥，脉细数。

② 患者，男，25岁。周末烧烤聚餐后出现咽喉红肿疼痛，口疮多发，口腔溃疡不收敛，影响进食和说话。自觉口渴烦躁，舌红苔黄。

③ 患者，女，40岁。素有鼻炎，外感或天气变化即复发。症见鼻塞、鼻痒，时流黄稠鼻涕，嗅觉迟钝，自觉鼻腔发热，凉水清洗鼻腔后稍缓解。

④ 患者，男，50岁。左耳痛约1周，耳道不时流脓水，色黄，感觉刺痒发热，耳廓发红，耳鸣头晕。口渴，烦躁，午后自觉发热加重，舌红苔黄腻。

（3）请按照以下成药的功能主治，设计问病荐药过程。

喉疾灵胶囊、健民咽喉片、明目上清丸、明目地黄丸、左慈耳聋丸、耳聋丸、鼻炎康片。

（四）技能赛点

2022年全国医药行业特有职业技能竞赛——中药调剂员中成药考试范围如下。

辨证荐药：根据患者的症状，辨证论治，推荐合适的治疗中成药。

五官科用药（6种）：杞菊地黄丸、明目上清丸、明目地黄丸、龙胆泻肝丸、鼻窦炎口服液、清咽丸。

（五）专家点拨

（1）该部分病证在药店日常工作中很常见，与内科病证也有着密切联系，按照问病因、问病长、问病诊、问病现、问病调五个环节进行问诊，通过练习反思，多熟悉相近药物，做到灵活合理应用。

（2）除了口服药，该部分病证也常用外治法，如有特殊使用方法的，都应向患者说明清楚。

表 2-12 五官科常用中成药举例

疾病分类	特点	中成药	适应症	用法用量
眼科疾病	分虚实。实者，眼睑红肿、白睛多血丝，并见口苦、尿赤怕光、血丝，并见口苦、尿赤便秘等；虚者，视力减退，出现重影或黑影视物昏花等	杞菊地黄丸	滋肾养肝。用于肝肾阴亏、眩晕耳鸣、羞明畏光、迎风流泪、视物昏花	口服。水蜜丸一次6g，小蜜丸一次9g，大蜜丸一次一丸，一日2次
		石斛夜光丸	滋阴补肾，清肝明目。用于肝肾两亏、阴虚火旺、内障目暗、视物昏花	口服。水蜜丸一次7.3g，小蜜丸一次11g，大蜜丸一次2丸，一日2次
		明目地黄丸	滋肾、养肝、明目。用于肝肾阴虚、目涩畏光、视物模糊、迎风流泪	口服。水蜜丸一次6g，小蜜丸一次9g，大蜜丸一次1丸，一日2次
		珍珠明目滴眼液	清热泻火、养肝明目。用于肝虚火旺引起视力疲劳症和慢性结膜炎	滴入眼睑内。一次1~2滴，一日3~5次
		明目上清片	清热散风、明目止痛。用于外感风热所致的暴发火眼、红肿作痛、头晕目眩、眼边刺痛、大便燥结、小便赤黄	口服。一次4片，一日2次
		牛黄上清丸（片、软胶囊、胶囊）	清热泻火、散风止痛。用于热毒内盛、风火上攻所致的头晕目眩、耳鸣耳聋、咽喉肿痛、口舌生疮、大便燥结	口服。一次4片，一日2次
		注：眼科疾病实证者多为上焦火热所致，可与实热证用药互参，如黄连上清丸等可灵活运用。眼科疾病的常见外用药还包括四味珍层冰硼滴眼液、马应龙八宝眼膏等，口服药尚有障眼明片等		
耳科疾病	症见耳鸣或耳聋内流脓，外耳道局部红肿热痛，口苦目赤、心烦口渴、眩晕等	耳聋左慈丸	滋肾平肝。用于肝肾阴虚、耳鸣耳聋、头晕目	口服。水蜜丸一次6g；大蜜丸一次1丸，一日2次
		耳聋丸	清肝泻火、利湿通窍。用于肝胆湿热所致的头晕头痛、耳鸣耳聋、耳内流脓	口服。小蜜丸一次7g，大蜜丸一次1丸，一日2次
		滴耳油	清热解毒、消肿止痛。用于肝经湿热上攻、耳内生疮、肿痛刺痒、破流脓水、久不收敛	滴耳用。先擦净脓水，每次2~3滴，一日3~5次
		注：耳科疾病实证者多见肝胆火热，可与实热证用药互参，如龙胆泻肝丸也属常用药		

疾病分类	特点	中成药	适应症	用法用量
鼻科疾病	分虚、实。实者量多味臭、流涕浊、嗅觉减退或消失，伴发热、口苦等；虚者症见鼻涕白黏、鼻腔黏膜淡红、遇冷冷加重，恶风自汗等	千柏鼻炎片	清热解毒、活血祛风、宣肺通窍。用于风热犯肺，内郁化火，凝滞气血所致的鼻塞、鼻痒气热、流涕黄稠，或鼻窦黄，慢性鼻窦炎、急、慢性鼻窦炎见上述证候者	口服。一次3~4片，一日3次。
		鼻炎片	祛风宣肺，清热解毒。用于急、慢性鼻炎风热蕴肺证，症见发热、头痛	口服。一次3~4片（糖衣片）或一次2片（薄膜衣片），一日3次
		辛夷鼻炎丸	祛风宣窍，清热解毒。用于风热上攻、热毒蕴肺所致的鼻塞、鼻流清涕或浊涕、发热、头痛；慢性鼻炎、过敏性鼻炎、神经性头痛见上述证候者	口服。一次3g，一日3次
		注：用于鼻科疾病的成药还有鼻渊舒胶囊、鼻窦炎口服液、鼻炎康片等。对于鼻塞不通的患者，可使用通气鼻贴或复方薄荷脑鼻用吸入剂等外用药品稍作缓解		
口腔科疾病	症见咽喉红痛、牙龈肿痛、口舌生疮、口腔溃烂，或牙齿松动移位、牙龈出血等	冰硼散	清热解毒、消肿止痛。用于热毒蕴结所致的咽喉疼痛、牙龈肿痛、口舌生疮	吹敷患处，每次少量，一日数次
		珠黄散	清热解毒、祛腐生肌。用于热毒内蕴所致的咽痛、咽部红肿、糜烂，口腔溃疡久不收敛（表皮未破）者	取药少许吹患处，一日2~3次
		注：用于口腔科疾病的成药还有六神丸、口腔溃疡散等		
咽喉科疾病	症见咽喉红肿、疼痛，吞咽时时加剧，或局部有烧灼感，吞咽不利，似有异物，或口腔后部扁桃体红肿等	桂林西瓜霜	清热解毒、消肿止痛。用于风热上攻、肺胃热盛所致的乳蛾、喉痹、口糜，症见咽喉肿痛、喉核肿大、口舌生疮，急、慢性咽炎、扁桃体炎、口腔炎、口腔溃疡、牙龈肿痛、牙龈炎及轻度烫伤（表皮未破）者	外用，喷、吹或敷患处，一次适量，一日数次；重症者兼服，含服，一次2片（0.44g）或一次1片（1.0g），每隔2h1次，一日6次
		复方草珊瑚含片	疏风清热，消肿止痛，清利咽喉。用于外感风热所致的喉痹，症见咽喉肿痛、喉核肿大、扁桃体炎、声音哑；急性咽喉炎见上述证候者	含服或含化。一次2丸，一日6次
		铁笛丸	润肺利咽，生津止渴。用于阴虚肺热津亏引起的咽干声哑、咽喉疼痛，口渴烦躁	口服。一次2丸，一日2次
		喉疾灵胶囊	清热解毒、散肿止痛。用于热毒内蕴所致的两腮肿痛、咽部红肿、咽喉疼痛，腮腺炎、扁桃体炎、慢性咽炎、急性咽炎急性发作及一般喉痛见上述证候者	口服。一次3~4粒，一日3次
		注：用于咽喉科疾病的成药还有玄参甘桔合片、梅花点舌丸、青果丸、黄氏响声丸、六应丸、冬凌草片、利咽解毒颗粒等		

五、骨伤科、外科常见疾病用药推荐（含风湿痹证）

（一）任务引入

一患者因扭搓伤局部疼痛而到药店寻药，店员应如何进行问病荐药？

任务导向问题一：骨伤科、外科常见的疾病大致有哪些？

任务导向问题二：骨伤科、外科常见疾病用药除了内服还有外用，外用药一般都有哪些用法，各需注意什么？

任务导向问题三：骨伤科、外科常见疾病用药有无需要忌口的地方？

（二）任务学习

1. 骨伤科用药

药店常遇见的骨伤科问题一般是轻度扭挫伤或陈旧性损伤复发疼痛，前者首选外用药进行止痛消肿，后者可采用外用药的基础上加服活血化瘀类药或酒剂、酊剂，但应注意高血压、心血管疾病患者慎用酒剂、酊剂。

 实例示范

病例：患者，男，40岁。2天前搬重物，之后左手手臂肌肉酸痛，无明显红肿。

1. 问病荐药情景模拟

店员：您好，请问有什么需要吗？

患者：我左手疼，有什么可以止痛的药吗？

店员：是怎么弄伤的？骨头没事吧？

患者：就前两天搬家，搬了十几箱东西上楼，左手这里（右手指示左手手臂）就又酸又疼，今天好像更厉害了。

店员：我看看，还好没有肿，筋骨没事的，应该就是用力不当有点劳损挫伤了，可以用贴膏或者喷雾上点药，休息休息，肌肉恢复了就好了。

患者：还好只是肌肉问题，用点什么药好？

店员：要愿意用贴膏，这个最简单的消炎镇痛膏就可以。

患者：味道太大了，现在都穿短袖，贴着胶布上班太扎眼了。还有别的吗？

店员：或者这个云南白药喷雾剂，止痛效果也很不错的，喷完也没什么味道，就是比贴膏贵。

患者：那还是喷雾吧，上班用比较方便。

店员：喷雾用的时候要记得避开眼鼻，这几天要注意别再搬重物使劲了，尽量让左手好好休息恢复。请那边缴费取药吧。

患者：好的，谢谢。

2. 用药分析

（1）该病例是常见的轻度扭挫伤，一般不用药也能随着时间推延而恢复，可以只选择外用药物减轻疼痛不适。

（2）此类常用的外用药物包括贴膏、搽剂和喷雾剂，可根据患者自己意愿进行选择。贴膏不能用于红肿或破损的皮肤，对胶布有过敏现象也可选择巴布剂。搽剂和喷雾剂各有注意事项，使用前应先阅读说明书。

问病要点如下。

（1）观察患处是否有明显红肿，如皮肤红肿或破损则不宜推荐贴剂。另外还需确定患者只是筋肉损伤，骨节并未受损。可设问："是最近扭到的还是以前的旧伤？""不活动的时候疼吗？""有上医院确定骨头没伤到吧？"

（2）选择口服药时应以止痛类为主，旧病者考虑肝肾亏虚，可适当选择有补益作用的品种。可设问："平时有腰酸乏力吗？""以前有没有吃过其他药？"

（3）口服药也有针对不同部位的品种，如颈复康颗粒、壮骨关节丸等，使用前应详细阅读说明书。

骨伤科常用中成药如表 2-13 所示。

2. 外科用药

外科问病荐药常见轻度水火烫伤、皮肤疖疮、痔疮等，用药有内服药和外用药，主要分清药物的适应症和注意事项。

外科常用中成药如表 2-14 所示。

 实例示范

病例：患者，男，30 岁。手背被开水烫伤，肌肤红肿，轻微水泡。

1. 问病荐药情景模拟

店员：请问有什么可以帮您的？

患者：我的手背刚被开水烫了下，看看要不要敷点什么药？

店员：我看看，还好只是一小块，水泡也不严重，来之前有处理过吗？

患者：我就在水龙头底下用凉水冲了一下，水泡是后面自己冒出来的，要挑掉吗？

店员：您这些是轻微小水泡最好别主动挑了，它自己会吸收消退的，挑掉反而掉皮容易感染的。给您拿个万花油吧，在表面轻轻抹一层，洗澡或者活动的时候注意些别碰到伤处，过几天就不疼了。

患者：那我是不是再买个纱布棉花的裹起来方便些？

店员：您表皮基本没破损，反而是露在空气里好得快，而且现在天气热，裹着反而让汗水闷着泡着没那么好。

患者：这样啊，那我就买万花油吧，看来这手有好几天不能用了。

店员：肯定有好几天没那么方便了，要注意别吃鱼虾那些发物，煎炸辛辣也别吃了，上药之前保持伤口表面清洁，别太使劲擦洗。

患者：好的，我会注意的。

2. 用药分析

（1）此例属于常见的轻度水火烫伤，可选择外用药进行治疗。用药期间注意伤口清洁，避免刺激性食物。

（2）一般轻度烫伤未伤及真皮层无须包扎。

表2-13 骨伤科常用中成药举例

病证分类	病证特点	中成药	适应症	用法用量
扭挫伤痛	症见局部肿胀，青紫、疼痛，关节运动障碍等	七厘散	化瘀消肿，止痛止血。用于跌扑损伤，血瘀疼痛，外伤出血	口服。一次1~1.5g，一日1~3次；外用，调敷患处
		活血止痛散	活血散瘀，消肿止痛。用于跌打损伤，瘀血肿痛	用温黄酒或温开水送服。一次1.5g，一日2次
		正骨水	活血祛瘀，舒筋活络，消肿止痛。用于跌打扭伤，骨折脱位以及体育运动前后消除疲劳	用药棉蘸药液轻搽患处；重症者用药液湿透药棉敷患处1h，每日2~3次
		注：用于扭挫伤痛的成药还有伤痛宁片、养血荣筋丸、骨友灵搽剂等		
跌打损伤，筋伤骨折	症见筋骨损伤，如骨裂、骨折等；出现局部肿胀，青紫、疼痛，或破损出血，或移位畸形，不能弯曲、伸展，转侧等功能障碍	跌打丸	活血散瘀，消肿止痛。用于跌打损伤，筋断骨折，瘀血肿痛，闪腰岔气	口服。小蜜丸一次3g，大蜜丸一次1丸，一日2次
		跌打活血散	舒筋活血，散瘀止痛。用于跌打损伤，瘀血疼痛，闪腰岔气	口服，温开水或黄酒送服，一次3g，一日2次。外用，以黄酒或醋调敷患处
		伤科接骨片	活血化瘀，消肿止痛，舒筋壮骨。用于跌打损伤，闪腰岔气，筋伤骨折，瘀血肿痛	口服。成人一次4片，十至十四岁儿童一次3片，一日3次。以温开水或温黄酒送服
颈肩腰腿痛诸证	颈肩腰腿痛诸证。如颈肩部及如颈肩痛，症见颈肩痛等；腰腿痛，症见腰椎增生症，坐骨神经病，骨性关节病，风湿性关节炎等	关节止痛膏	活血散瘀，温经镇痛。用于寒湿瘀阻经络所致风湿关节痛及关节扭伤	外用，贴患处。一次1~2片，持续12h，一日1次
		麝香镇痛膏	散寒，活血，镇痛。用于风湿性关节痛，关节扭伤	贴患处
		壮骨关节丸	补益肝肾，养血活血，舒筋活络，理气止痛。用于肝肾不足，血瘀气滞、脉络痹阻所致的骨性关节炎，症见关节肿胀、疼痛、麻木，活动受限	口服。浓缩丸一次10丸，水丸一次6g，一日2次。早晚饭后服用
		注：用于颈肩腰腿痛诸证的成药还有疏风定痛丸、骨刺宁胶囊、仙灵骨葆片、骨通贴膏等		

表 2-14　外科常用中成药举例

病证分类	病证特点	中成药	适应症	用法用量
疮疡肿毒、水火烫伤	症见红、肿、热、痛，或功能障碍。使用时，疮疡溃伤者，不得延误，水火烫伤及毒蛇咬伤者，应视具体情况酌情处理，以免延误病情。服药期间忌烟、酒及辛辣食物，炙煿等食物	如意金黄散	清热解毒，消肿止痛。用于热毒瘀滞肌肤所致疮疡肿痛、丹毒流注，症见肌肤红、肿、热、痛，亦可用于跌打损伤	外用。红肿、烦热、疼痛，用清茶调敷；漫肿无头，用醋或葱酒调敷，亦可用植物油或蜂蜜调敷。一日数次
		京万红	消肿活血，止痛，去腐解毒，排脓生肌。用于水、火、电灼烫伤、疮疡肿痛、皮肤损伤、创面溃烂等症	生理盐水清理创面。涂敷本品或将本品涂于消毒纱布上，敷盖创面，消毒纱布包扎。每日换药一次。孕妇忌服；肝肾不足者慎用
		注：用于疮疡肿毒、水火烫伤的成药还有西黄丸、三黄膏、季德胜蛇药、紫金锭等		
疮疡溃后、久不收口	可见疮疡溃破、皮肤腐烂、脓毒外泄、津液渗出，或溃后腐肉不去、难以生肌愈肌等症状	紫草膏	化腐生肌，解毒止痛。用于热毒蕴结所致的溃疡，症见疮面疼痛，疮色鲜活，脓腐将尽	外用，摊于纱布上贴患处，每隔 1～2 日换药一次
		九一散	提脓拔毒，去腐生肌。用于热毒壅盛所致的溃疡，症见疮面鲜活，脓腐将尽	外用。取本品适量均匀地撒于患处，对深部疮口及瘘管，可用含本品的纸捻条插入，疮口表面均用油膏或敷料盖贴。每日换药一次或遵医嘱
痔疮	痔疮分为内痔、外痔、混合痔，症见大便出血，时时发作，或肛门外肿痛，或痔核脱出，排便不畅等，便血日久还可导致贫血	马应龙麝香痔疮膏	清热燥湿，活血消肿，去腐生肌。用于湿热瘀阻所致的各类痔疮、肛裂，症见大便出血，或疼痛，有下坠感；肛周湿疹	外用，涂擦患处
		地榆槐角丸	疏风凉血，泻热润燥。用于脏腑实热，大肠火盛所致的肠风便血、痔疮肛瘘、湿热便秘、肛门肿痛	口服。大蜜丸一次 1 丸，水蜜丸一次 5g，一日 2 次
		痔疮片	清热解毒，凉血止痛，祛风消肿。用于各种痔疮、肛裂、大便秘结	口服。一次 4～5 片，一日 3 次
		注：用于痔疮的成药还有槐角丸、消痔软膏、化痔栓、痔疮栓、痔疮片、痔宁片、痔康片等		

问病要点如下。

（1）轻度水火烫伤：面积较小，一般无全身表现，仅有局部皮肤潮红、肿胀，剧烈疼痛，或水泡。小水泡不建议主动刺破，大水泡应用消毒后的手术针在边沿刺破小口放水后涂抹药膏，若包扎应注意松紧合适。如出现感染化脓现象应及时就医，治疗期间不宜进食煎炸辛辣发物。可设问："是什么时候烫到的？""烫伤后有没有进行过处理？"

（2）皮肤疖疮：多由热毒瘀滞肌肤而成，也以局部皮肤红肿热痛为特点，可选择清热类口服药以及外用药，局部用药前应对皮肤进行清洁，治疗期间不宜食用煎炸辛辣发物。可设问："有没有感觉口渴？""皮肤患处感觉灼痛吗？""最近感觉有上火吗？"

（3）痔疮：属于肛肠外科常见病，分为内痔、外痔和混合痔三类，多属湿热蕴结。轻度内痔无明显疼痛感或仅有重坠感，或有便血；外痔一般无特殊症状，或有肿胀、疼痛感。可选择清大肠湿热的口服中成药，也有外用膏剂栓剂等，可按需推荐，治疗期间应忌烟酒发物，避免久站久立。可设问："便血严重吗？会感觉疼痛重坠吗？""会反复便秘吗？"

3. 痹证用药

痹证又笼统称为"风湿病"，病位多在四肢，由外邪侵入，渐至脏腑虚损，关节肿胀甚至变形，病程通常较长，俗称"老风湿"。气候变化、季节转换容易复发引起疼痛。患者一般经过医院确诊再进行治疗，治疗该证的中成药有部分是酒剂，售药时应注意高血压、心血管疾病患者不宜选用。

 实例示范

病例：患者，男，40岁，冷库管理员。上周入库盘点后，全身酸痛无力已3天，轻微发热，恶寒明显，鼻流清涕，头额紧痛。

1. 问病荐药情景模拟

店员：请问有什么可以帮您？

患者：我有点像感冒了，全身很不舒服。

店员：您穿得很厚呢，是感觉特别怕冷吗？有发热吗？

患者：是很怕冷，身上都不觉得暖和，有好几天了，有点低热，就37.5℃，全身上下都痛，没力气。头也痛，额头还觉得很紧，还流鼻涕。吃了点感冒药，但是效果不太好。

店员：最近天气也不太冷呢，是之前着凉了吗？

患者：哦，我在冷冻库工作的，上星期搞盘点，入库待了好久，出来就开始觉得不舒服了。

店员：原来这样啊，那可比一般风寒感冒要严重的。估计是头颈关节着了凉了，得赶紧吃些祛风湿散寒的药，要不然时间长可容易变成风寒湿痹的。

患者：唉，是呢。同事里头比我工作时间长的都这儿痛那儿痛的。那我得吃点什么药呢？

店员：建议您吃点九味羌活丸，主要是发散一下寒湿。如果头颈四肢关节位置还是酸痛，活动不灵活的话就搽点消痛灵搽剂。平时呢还是保护好头颈四肢，别吹风受凉。入库工作就做好保护，尽量待的时间短些吧。

患者：好的，估计上次就是走得着急忘了戴个围脖，灌了点冷风。

店员：这几天可以再喝点热姜汤，尽量发散一下，多多休息。

患者：好啊，谢谢你。

店员：不客气，要记得搽剂是不能口服的，用之前要看清楚标签，请这边取药。

2. 用药分析

（1）此证是风寒湿痹初起，以发热恶寒、鼻流清涕、关节酸痛等特征为要点。问病时要抓住时间较短、流涕、关节痛等特征。

（2）本证选药重点在于祛风湿散寒，常用九味羌活丸。如风寒湿偏里，可考虑选用风湿骨痛胶囊；也可用药酒、搽剂涂搽按摩四肢关节，促进疏散风湿。

（3）风湿痹痛的发生和生活习惯密切相关，应提醒患者注意保护好头颈关节，注意休息。

问病要点如下。

（1）辨病邪偏胜，确定选药重点。若游走不定而痛者为风邪偏胜；疼痛剧烈，遇冷加重，得热则减者，为寒邪为胜；重着固定，麻木不仁者湿邪为胜；病变处红肿灼热，疼痛剧烈者热邪为胜；病变处有结节、肿胀、瘀斑或肢节变形者，为痰瘀阻痹。可设问："天变冷就发作疼痛吗？""疼的部位感觉热不热？""疼的地方会肿痛吗？""是窜疼还是固定一个地方疼？"

（2）辨别虚实。一般突然发病，或发病虽缓，但病程短者多为实证。反复发作，经久不愈者多虚实夹杂。疲乏少动者多气虚；面色白，心悸者多血虚；肌肉麻木，肢节屈伸不利者，多属肝虚筋失所养；骨节变形，腰膝酸软，多肾虚骨痹（尪痹）。可设问："疼了多长时间了？""平时容易累吗？""平时会觉得腰膝酸软无力吗？"

（3）风湿痹痛初起者往往伴有关节、肌肉酸痛或发热恶寒等表证症状，选药可结合感冒用药考虑，以发散表邪祛湿为重点；久病者多已确诊，内服药可继续使用，但如患者服用含乌头类的成药，要注意其他用药是否属于配伍禁忌；症状加剧疼痛者，可选用外用搽剂、贴剂等外用药剂缓解症状。

（4）风湿痹痛的发生与加剧常与生活环境及起居习惯相关，应建议患者避免长时间处于潮湿阴冷的环境，如需在冷库一类环境工作，应做好保护；平时穿衣应覆盖四肢颈部关节，避风寒（风寒湿痹）；忌食辛辣刺激（热痹）等。

痹症用药常用中成药如表2-15所示。

（三）技能巩固

（1）按照以下疾病证型，设计问病荐药过程。

风寒湿痹关节疼痛、热痹足膝红肿疼痛、肝肾亏虚型腰膝酸痛、水火轻度烫伤、湿热瘀阻型痔疮、急性扭搓伤疼痛、火热疮疖。

表 2-15 痹症用药常用中成药举例

证型	病证特点	中成药	适应证	应用关键点	用法用量
风寒湿痹	肢体关节酸痛，游走不定，屈伸不利。或肢体关节疼痛剧烈，痛有定处，得热痛减，或肢体关节沉重、酸楚疼痛，或肌肤麻木不仁，活动不利	小活络丸	祛风散寒、化痰除湿、活血止痛。用于风寒湿邪闭阻、痰瘀阻络所致的痹病，症见肢体关节疼痛，或冷痛，或疼痛夜甚，关节屈伸不利，麻木拘挛	肢体关节疼痛，关节屈伸不利，麻木拘挛	黄酒或温开水送服。小蜜丸一次 3g（15丸）；大蜜丸一次 1 丸，一日 2 次
		风湿骨痛胶囊	温经散寒、通络止痛。用于寒湿闭阻经络所致的痹病，症见腰脊疼痛、四肢关节冷痛；风湿性关节炎见上述证候者	腰脊疼痛，四肢关节冷痛	口服。一次 2～4 粒，一日 2 次
		冯了风湿跌打药酒	祛风除湿、活血止痛。用于风寒湿痹、跌扑损伤，症见腰腿酸痛、手足麻木、腰腿酸痛、瘀滞肿痛	内服或外用。风寒湿痹，手足麻木，腰腿酸痛；跌扑损伤，瘀滞肿痛	口服。一次 10～15mL，一日 2～3 次。外用，擦于患处；若有肿痛黑瘀，加入药酒适量，碎炒热，用生姜擦患处
		注：用于风寒湿痹的成药还有大活络丸、国公酒等			
风湿热痹	肢体关节疼痛，痛处掀红灼热，肿胀疼痛剧烈，得冷则舒，筋脉拘急，日轻夜重，多兼有发热、口渴、烦闷不安，舌质红，苔黄腻或黄燥，脉滑数	三妙丸	清热燥湿。用于湿热下注所致的痹病，症见足膝红肿热痛，下肢沉重，小便黄少	足膝红肿热痛，阴囊湿痒，小便短赤，舌苔黄腻	口服。一次 6～9g，一日 2～3 次
		四妙丸	清热利湿。用于湿热下注所致的痹病，症见足膝红肿、筋骨疼痛	足膝红肿热痛，阴囊湿痒，小便短赤，舌苔黄腻	口服。一次 6g，一日 2 次
		注：用于风湿热痹的成药还有雷公藤多苷片等，外用药可选用冷感巴布剂以缓解热痛感			
肝肾亏虚	痹证日久，关节屈伸不利，或麻木不仁，肌肉消瘦，腰膝酸软，畏寒喜暖，头晕神疲，面色少华，舌淡苔白，脉细弱	壮骨关节丸	补益肝肾、养血活血、舒筋活络、理气止痛。用于肝肾不足、血瘀气滞、脉络痹阻所致的骨性关节炎、腰肌劳损，症见关节疼痛、肿胀、麻木、活动受限	痹证时间较长，出现关节肿胀、疼痛麻木	口服。浓缩丸一次 10 丸，水丸一次 6g，一日 2 次，早晚饭后服用
		独活寄生丸	养血舒筋、祛风除湿、补益肝肾。用于风寒湿闭阻、肝肾两亏、气血不足所致的痹病，症见腰膝冷痛、屈伸不利	风寒湿痹时间较长，腰膝冷痛，屈伸不利	口服。水蜜丸一次 6g，大蜜丸一次 1 丸，一日 2 次
		尪痹颗粒	补肝肾、强筋骨、祛风湿、通经络。用于久痹体虚，肝肾不足，风湿阻络所致的痹病，症见肌肉、关节疼痛，局部肿大、僵硬畸形、屈伸不利、腰膝酸软、畏寒乏力；类风湿关节炎见上述证候者	痹证时间较长，肌肉、关节疼痛、局部肿大、关节僵硬畸形、屈伸不利，腰膝酸软	开水冲服。一次 6g，一日 3 次
		注：用于肝肾亏虚型痹证的成药还有壮腰健肾丸等			

（2）请按照以下案例，设计问病荐药过程。

① 患者，女，50 岁。两天前下楼梯不慎扭到脚踝，局部未见红肿，自觉疼痛，活动受限。

② 患者，男，45 岁。三年前摔伤右肩后康复，伤患处每遇风雨天气反复疼痛，时常腰膝酸软，舌淡有瘀斑。

③ 患者，男，35 岁。从事网络营运工作，每日需长时间在计算机前工作。近日出现肩颈酸痛僵硬，活动受限，不能自如转动。

④ 患者，男，50 岁。腰肌劳损已多年，近日因久站后复发，症见腰部左侧肌肉紧张，疼痛难耐，活动受限，行走不利。

⑤ 患者，女，60 岁。风湿痹痛多年，经常发作，四肢肌肉、关节疼痛，局部肿大，屈伸不利，腰膝酸软，畏寒乏力。面色苍白无华，舌淡苔白。

⑥ 患者，男，45 岁。长期肢体关节疼痛，痛处发红灼热，肿胀疼痛剧烈，冷敷缓解，筋脉拘紧，日轻夜重，口渴，舌红苔黄。

⑦ 患者，男，50 岁。确诊为风湿痹痛 3 年，每遇天气寒冷则发作。症见关节冷痛，手足麻木，腰腿酸痛，温敷痛减，平时喜热饮。舌红苔薄白。

⑧ 患者，男，30 岁。上周参加鱼塘清淤劳作后常感下肢沉重麻木，活动不利，温敷揉按后减轻。

⑨ 患者，男，32 岁。体检发现存在内痔，自觉无痛感。近来应酬饮酒后发现轻微便血。

⑩ 患者，女，18 岁。烧菜时不慎被火苗燎到手臂，出现大小水泡数个，感觉灼痛难忍，活动时疼痛加剧。

⑪ 患者，男，20 岁。长时间高温工作，最近肩背皮肤出现一片局部红肿，自觉患处发热疼痛，烦躁不安。

⑫ 患者，女，40 岁。上月因实火证背部发一疔疮，溃脓后创口久不愈合，脓疮表面鲜红，感觉热痛，口渴烦躁，舌红苔黄。

（3）请按照以下成药的功能主治，设计问病荐药过程。

麝香镇痛膏、壮骨关节丸、京万红软膏。

（四）技能赛点

2022 年全国医药行业特有职业技能竞赛——中药调剂员中成药考试范围如下。

痹证用药（4 种）：再造丸、天麻丸、大活络丸、小活络丸。

其他（4 种）：三黄膏、二妙丸、七厘散、云南白药。

（五）专家点拨

（1）该部分病证在药店日常工作中也常见，且症状多有相似，按照问病因、问病长、问病诊、问病现、问病调五个环节可作区分，通过练习反思，多熟悉相近药物，做到合理应用。

（2）该部分病证外用药部分品种丰富，要注意喷雾剂、软膏、擦剂、贴膏等剂型的不同使用方法及注意事项。

附：中成药考核

随机选取某一病种常见证型或常用成药或案例进行问病荐药设计，主要考查学生对问病因、问病长、问病诊、问病现、问病调五个环节的掌握程度。如问病要点是否清晰，辨证分型、推荐药品是否正确，指导用药是否清楚合理；对患者的反应能否灵活应对。同时也考察常用服务语言是否恰当，沟通技巧是否成熟，老师可根据学生的综合表现进行评价。

问病荐药基本技能实训考核表

班级		组别(学号)		日期	
主讲教师			实训成绩		
考核内容	评分依据				分值
技能目标	语言表达合理,体态语言正确,店内引导熟练,沟通顺畅(10分)				
	问病过程表述清晰简洁,语言流畅,包括问病因、问病长、问病诊、问病现、问病调(30分)				
	辨证分型正确(20分)				
	推荐中成药正确(至少一种)(20分)				
	用药指导(服法、注意事项、生活调摄等)(10分)				
	药品价格(5分)				
	荐药时间(5分)				
合计	100				

参考文献

［1］ 国家药典委员会.中华人民共和国药典（一部）［M］.北京：中国医药科技出版社，2020.

［2］ 赵珍东.实用方剂与中成药［M］.重庆：重庆大学出版社，2019.

［3］ 孙师家.实用方剂与中成药［M］.北京：化学工业出版社，2013.

［4］ 戴玉山.中药调剂员国家职业资格培训教程［M］.北京：中国中医药出版社，2003.

［5］ 黄欣碧，傅红.中药调剂技术［M］.北京：中国医药科技出版社，2017.

［6］ 全国中医药职业教育教学指导委员会.全国职业院校技能竞赛高职组"中药传统技能"赛项规程，2023.

［7］ 中国医药教育协会职业技术教育委员会.第七届全国医药行业特有职业技能竞赛中药调剂员技能竞赛大纲，2022.

1. 包大包技能训练

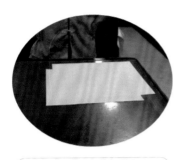

先拿两张包装纸

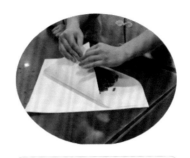

对角对齐后，左手拿两张纸，
右手拿一张纸，提起

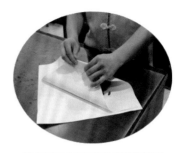

将纸折叠，如上图

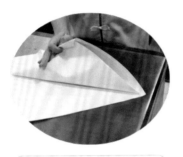

右手按住一边，封口

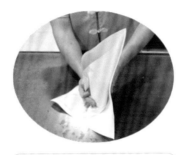

右手按住后，左手抬起一边，
药往中间靠

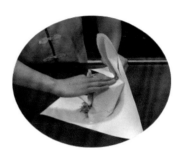

右手压住左边封口，
左手往下按

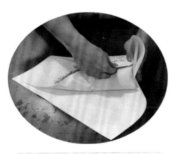

右手放平，拿住封口，
左手按压包装纸

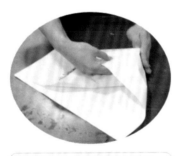

右手放平，左手折叠包装纸，
起一个角

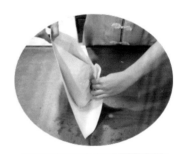

左手用力捏住封口，竖起，
右手准备按压

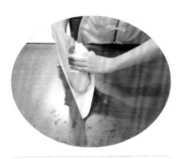

左手用力按压封口，右手按压

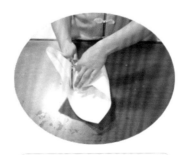

左手放平，右手按压

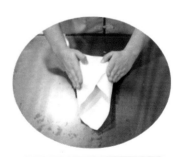

右手放平压平，左手按压

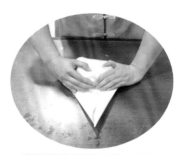

左右手往中间压，
缩小窝口纸舌

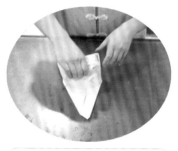

左手或者右手按压，准备窝口

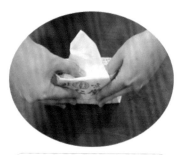

如图，将纸舌窝口，
若不够紧，可以窝两次口

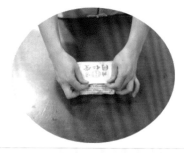

窝好口后，双手将纸压平绷紧，保持美观

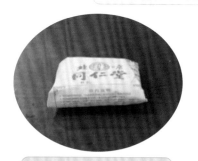

包好后的大包，如图

2. 包小包（非粉末）技能训练

调配好的药物，需单包的中药，包好后需要在小包上注明用法，一并装入中药袋中。在此以中药包小包图解演示，如下：

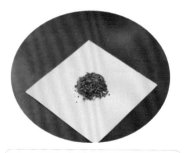

准备好小包装纸和药物，置于台面

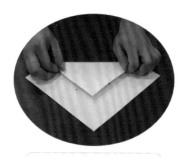

如图，将纸的一角对折

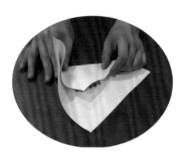

左手固定，右手拿起一角

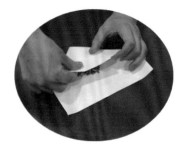

折叠，左手、右手压住，起一个角

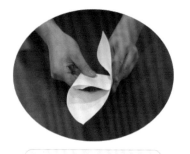

固定右边，左手折叠

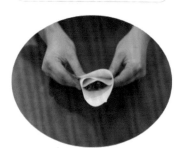

如图，左手将纸折叠

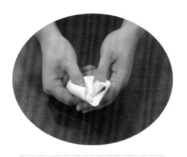

左右手的大拇指按住纸舌，
往中间靠

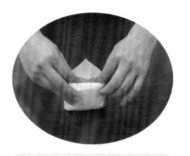

拿好纸舌，准备窝口

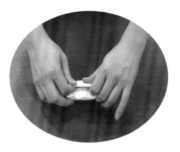

窝好口后，用力拉直稍压平

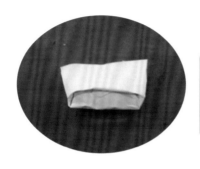

成品，包好后在纸上写明药物名称、用法。在技能大赛中，选手时间紧，包装往往不美观，要求不撒不漏即可

3. 包小包（粉末）技能训练

如果药材是粉末，按照上述包小包的方法药物容易漏出。在此介绍药材粉末的包装方法，图示如下：

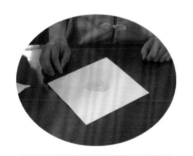

准备好小包装纸和药物粉末，
置于台面

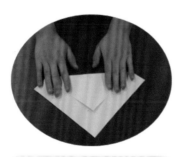

如图，将纸的一角对折

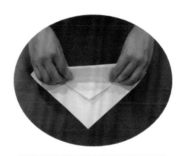

左右手固定纸的两端，翻折

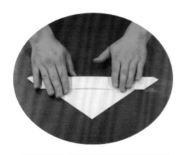

翻折后压平

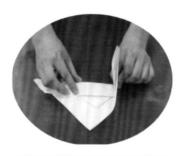

固定右边，左手折叠

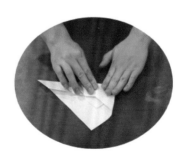

左手折叠后，起一个角

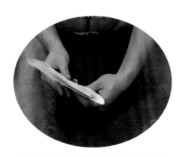

左手按住左边，
右手拿住纸准备折叠

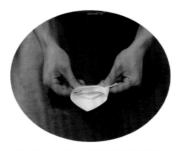

如图折叠后，按照上述包
小包（非粉末）方法进行包药

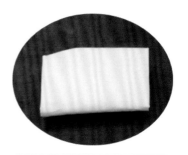

成品，包好后在纸上写明药
物名称、用法。在技能大赛
中，选手时间紧，包装往往不
美观，要求不撒不漏即可

思考：请判断以下包装是否合适，并说明理由。

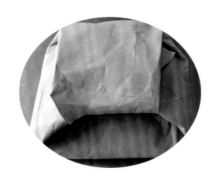

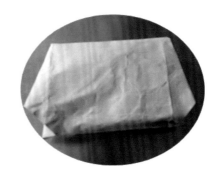

（三）捆扎

药物包好后，采用尼龙绳捆扎，图示如下：

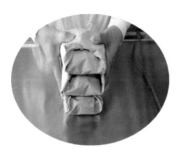

待捆扎的三包药放好，
摞在一起，放直

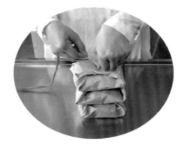

左手按住尼龙绳（短绳，
约留手掌宽长度），按住
绳子，右手捆扎

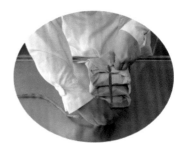

左手按住绳子，右手捆扎

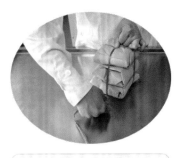

左手按住，右手捆扎，如图

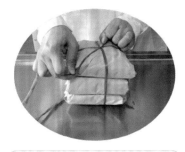

左手按住交汇处，右手拿住绳子

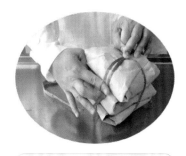

左手按住交汇处，右手拿住绳子，掏过来，使得紧一些，不会过松

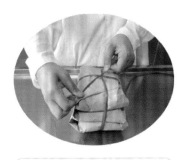

左手、右手拿住绳子，如有需要，交差打结一次，使之捆扎更紧

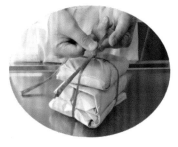

接下来打结。左手拿住短绳，右手拿住长绳，从左手手背绕过，再绕左手食指一圈，进入下一步

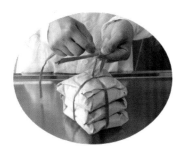

左手拿住短绳，左手食指绕过左手背长绳，左手大拇指从左手食指空隙处掏短绳

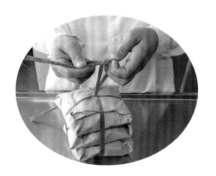

等短绳拉到一半时，右手拿住长绳，使劲拉，打一个结

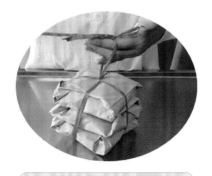

如图，打结后的扣刚好一个手掌宽大小，成功的应该是活结，拉短绳后，没有死结（疙瘩），即可